LA

CONSERVATION DES VIANDES

DÉMONTRÉE IMPOSSIBLE

PAR LE PROCÉDÉ

GARNIER FRÈRES, FAUCHEUX, TISON ET CIE

(BREVET ROBERT)

ET PAR TOUS LES PROCÉDÉS CONNUS

Faisant usage du Gaz acide sulfureux

OU

Réfutation d'un Extrait de la brochure de MM. A. CHEVALLIER père et fils intitulée :

RECHERCHES CHRONOLOGIQUES

SUR LES MOYENS APPLIQUÉS A LA CONSERVATION DES SUBSTANCES ALIMENTAIRES.

PAR P. GUERRE

Je veux savoir si on peut conserver les aliments, comment on peut les conserver à un prix tel que la population puisse en faire usage; je veux qu'on étudie la question.

(A. Chevallier père et fils. — *Recherches chronologiques sur les moyens appliqués à la conservation des substances alimentaires*, 1858, page 96.)

Il n'y a que ceux qui ne font rien qui ne se trompent pas, et il est surtout difficile de contenter tout le monde.

(Les mêmes, *ibid.*, page 79.)

PARIS

IMPRIMERIE CENTRALE DE NAPOLÉON CHAIX ET Ce

RUE BERGÈRE, 20

1858

LA

CONSERVATION DES VIANDES

DÉMONTRÉE IMPOSSIBLE

PAR LE PROCÉDÉ

GARNIER FRÈRES, FAUCHEUX, TISON ET Cie

(BREVET ROBERT)

ET PAR TOUS LES PROCÉDÉS CONNUS

Faisant usage du Gaz acide sulfureux

OU

Réfutation d'un Extrait de la brochure de MM. A. CHEVALLIER père et fils, intitulée :

RECHERCHES CHRONOLOGIQUES

SUR LES MOYENS APPLIQUÉS A LA CONSERVATION DES SUBSTANCES ALIMENTAIRES.

PAR P. GUERRE

Je veux savoir si on peut conserver les aliments, comment on peut les conserver à un prix tel que la population puisse en faire usage; je veux qu'on étudie la question.

(A. Chevallier père et fils. — *Recherches chronologiques sur les moyens appliqués à la conservation des substances alimentaires*, 1858, page 96.)

Il n'y a que ceux qui ne font rien qui ne se trompent pas, et il est surtout difficile de contenter tout le monde.

(Les mêmes, *ibid.*, page 79.)

PARIS

IMPRIMERIE CENTRALE DE NAPOLÉON CHAIX ET Cie,

RUE BERGÈRE, 20.

1858.

TABLE DES MATIÈRES.

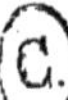

AVANT-PROPOS

Nous n'avons l'honneur d'être ni savant, ni membre du Conseil d'hygiène et de salubrité de la Ville de Paris, ni de l'Académie de médecine, ni d'aucune autre société savante. Notre nom, placé en tête de cette brochure, n'y sera remarqué qu'à cause de son obscurité même. Dans de telles conditions, c'est, nous le reconnaissons, une grande témérité de notre part d'oser prendre la plume pour soumettre des objections à un homme qui, ainsi que M. Chevallier, occupe à juste titre une place éminente dans le monde scientifique.

Nous ne nous dissimulons pas la difficulté de l'entreprise; mais nous puisons le courage de la poursuivre, dans la confiance que donne une bonne cause à celui qui la défend. Et puis, nous sommes dans un cas de légitime défense ; nous n'avons le choix, ni des armes, ni de nos adversaires; nous devons les accepter quels qu'ils soient; si la justice et la vérité sont avec nous, et c'est notre conviction, nous ne devons pas redouter l'issue de la lutte.

M. Chevallier a le droit incontestable d'exprimer son opinion, surtout lorsqu'il s'agit d'un fait scientifique, et cette opinion, nous sommes heureux de le reconnaître, est presque toujours justement appréciée à une haute valeur; mais enfin, comme le dit très-bien M. Chevallier lui-même à la fin de son opuscule : « *Il n'y a que ceux qui ne font rien qui ne se trompent pas,* » *et il est surtout difficile de contenter tout le monde,* » deux aphorismes qui ne sont pas nouveaux, mais qui n'en sont pas moins vrais ; nous en trouvons la preuve dans le livre même de M. Chevallier.

On disait autrefois *noblesse oblige*, nous dirons aujourd'hui *science oblige*. Quand on porte un nom qui fait autorité ; quand on occupe une haute position dans le monde scientifique, on doit au monde, on se doit à soi-même de ne produire que des travaux élaborés avec soin, de n'émettre une opinion décisive que sur des faits bien démontrés. *En aucun cas, on ne doit considérer une simple affirmation comme une preuve suffisante.*

Eh bien, nous craignons que M. Chevallier, dans le désir louable de voir une découverte utile devenir une conquête profitable à la société, ne se soit laissé entraîner plus loin qu'il n'aurait voulu et n'ait pris l'apparence pour la réalité. Et pourtant, des faits graves lui ont été signalés, il n'a pas voulu les vérifier ; des avis officieux lui ont été donnés, il les a dédaignés.

Il ne pourra donc nous en vouloir de réfuter quelques pages de son travail, non pas dans le vain but de prendre un homme de la valeur de M. Chevallier en flagrant délit d'erreur et de contradiction, mais bien, parce que les circonstances nous imposent la fâcheuse nécessité de le faire.

Un procédé de conservation des substances alimentaires, breveté dès 1855, a été l'objet de plusieurs transactions fort compliquées. Aujourd'hui, il est la cause d'un procès engagé depuis plus de trois mois, procès dont l'issue peut compromettre l'honneur et la fortune des parties, l'avenir tout entier de plusieurs familles.

Lorsque, dans de telles circonstances, un homme, *quel qu'il soit*, vient, même involontairement, jeter dans la balance de la justice le poids de son opinion personnelle, lui demander compte de cette opinion, la combattre si elle est mal fondée, n'est-ce pas user du droit de légitime défense?

Notre but est de faire triompher le bon droit. Nous ne mettrons aucune passion dans ce débat, car nous avons pour nous la force de la vérité; le plus souvent, nous laisserons parler les faits. Aussi désavouons-nous d'avance toute expression qui, échappée involontairement dans la discussion, pourrait sembler sortir des bornes des plus strictes convenances et de la haute estime que nous professons pour notre honorable adversaire.

RÉFUTATION

D'UN EXTRAIT DE LA BROCHURE DE MM. CHEVALLIER PÈRE ET FILS

INTITULÉE

RECHERCHES CHRONOLOGIQUES

SUR LES MOYENS APPLIQUÉS A LA CONSERVATION DES SUBSTANCES ALIMENTAIRES.

Dans un écrit intitulé: *Recherches chronologiques sur les moyens appliqués à la conservation des substances alimentaires,* 1858, M. Chevallier paraît s'être imposé la tâche de passer en revue, d'enregistrer tous les procédés proposés depuis un siècle dans le but de conserver les substances alimentaires. Ce travail, qui est une longue nomenclature de procédés impossibles, abandonnés (1), peut offrir un véritable caractère d'utilité à ceux qui se livrent à des recherches sur ces matières, en les empêchant de renouveler des expériences déjà faites sans succès; mais nous avouons que nous aurions préféré, dans l'intérêt même de la solution du problème dont il s'agit, que le temps employé par l'auteur à cette

---

(1) A l'exception de quelques procédés de conservation en boîtes, tels que le procédé Appert ou autres qui en sont des perfectionnements, parmi lesquels on peut citer ceux créés par Martin de Lignac, par Fastier, que M. Chevallier appelle par erreur *Sastier*, ce procédé appartient aujourd'hui à MM. Chollet et Ce.

Nous citerons encore celui que M. Chevallier inscrit sous le n° 86, page 75, sous le nom de Garnier frères, Faucheux, Tison et Ce, et qui est dû à M. Durand aîné, de Lorient, procédé qui a valu à l'inventeur deux grandes médailles d'argent, l'une à l'Exposition universelle de 1855, et l'autre à l'Exposition morbihannaise en 1856, indépendamment des plus honorables attestations de la part des états-majors de la marine impériale, par qui ses produits sont appréciés et recherchés. La propriété du brevet qui a été pris pour cette invention par MM. Garnier frères, Faucheux, Tison et Ce est aujourd'hui l'objet d'une revendication de la part de M. Durand, par-devant le tribunal de 1re instance de la Seine.

compilation eût été consacré à chercher, à créer les moyens d'assurer l'application pratique industrielle des principes reconnus par la science.

M. Chevallier affirme, il est vrai, qu'à la suite d'expériences faites par ses ordres et dont le résultat lui paraît concluant, il est d'avis que *la question est tranchée*. Pour nous, les restrictions qui suivent de près cette affirmation sont une preuve que l'opinion de M. Chevallier s'applique au fait scientifique seul; mais qu'au point de vue industriel, la question reste entière et même que le premier pas pour la résoudre est encore à faire. C'est du moins ce qui, selon nous, ressort du langage de M. Chevallier.

Le travail de l'auteur peut se diviser en deux parties distinctes. Dans la première, il reproduit des documents fournis par les annales de la Société d'encouragement, et dans la deuxième, des analyses succinctes de procédés brevetés ou décrits dans des ouvrages scientifiques.

Pour rendre hommage à la vérité, nous devons dire que cette dernière partie de son travail a été presque entièrement puisée dans des documents qui ont été recueillis *à nos frais* par M. Vincent (1) et communiqués par nous à M. Chevallier, sur sa demande.

Ce fait a peu d'importance et nous ne le constatons que parce qu'il nous fournira plus tard un argument pour répondre à quelques insinuations que nous savons s'adresser à nous et que nous ne pouvons ni ne voulons laisser sans réponse. D'un autre côté, nous croyons juste d'attribuer à César ce qui est à César.

Il nous semble utile aussi de montrer dans quel esprit l'ouvrage de M. Chevallier est conçu, afin de mettre ceux qui l'auront lu ou le liront à même d'apprécier la portée du jugement formulé par l'auteur sur la question dont il s'agit.

Dans l'examen que nous nous proposons de faire, nous ne nous occuperons que de la seconde partie du travail de l'auteur, et, dans cette partie, nous prendrons seulement les faits qui se rattachent au sujet que nous traitons.

L'auteur commence ainsi (page 44) l'énumération des procédés

---

(1) M. Vincent, rue Saint-Dominique-Saint-Germain, 33.

connus; il dit « Qu'en 1663, Boyle a fait connaître diverses méthodes » pour arrêter et prévenir la corruption des substances alimentaires. » *Nous n'avons pu nous procurer l'ouvrage* dans lequel ce savant » a consigné ses observations, et qui a pour titre : *Traité sur l'usage* » *de la philosophie expérimentale.* »

L'auteur paraît regretter de n'avoir pu se procurer l'ouvrage de Boyle, et nous pensons que, le cas échéant, il serait bien aise de le consulter. Nous désirons acquérir un titre à sa bienveillance en lui disant qu'il trouvera, *quand il le voudra*, l'édition anglaise de 1663 à la Bibliothèque impériale, sous la marque R, n° 1184, et sous le titre suivant :

SOME CONSIDERATIONS TOVCHING THE VSEFVLNESSE OF EXPERIMENTAL PHILOSOPHY.

Si, de plus, M. Chevallier tenait à vérifier l'assertion relative à Mme d'Arconville, traducteur des éléments de chimie de Shaw, et auteur de l'*Essai pour servir à l'histoire de la putréfaction*, ouvrage qui contient la description minutieuse d'une foule d'expériences, il le trouvera aussi à la Bibliothèque impériale sous la marque T, n° 2660, c. 3.

De la page 44 à la page 77 inclusivement, l'auteur énumère tous les procédés qui lui paraissent dignes d'être mentionnés, puis il continue en ces termes :

EXTRAIT (1)

Des Recherches chronologiques sur la conservation des substances alimentaires, par A. Chevallier père et fils. Paris, 1858. (pages 77 à 82.)

1. « Parmi les agents de conservation des substances alimentaires » à l'air libre dont on a essayé l'application jusqu'à ce jour, le gaz » acide sulfureux est celui qui, selon nous, a donné les résultats » les plus remarquables au point de vue scientifique selon les uns, » selon les autres au point de vue pratique et industriel. Mais ce

(1) Nous avons numéroté les paragraphes de cet extrait afin que le lecteur puisse y recourir plus aisément.

» moyen, d'après quelques personnes, n'aurait donné que des ré-
» sultats incomplets, insuffisants, qui ne peuvent par conséquent
» rendre à la consommation les services que, dans la pensée des
» inventeurs, il était appelé à rendre, en permettant d'aller cher-
» cher des viandes dans les contrées éloignées pour les transporter
» sur nos marchés, à un état tel qu'elles pussent servir à l'alimen-
» tation (1).

2. » Tous les procédés qui ont été essayés jusqu'ici offrent, on le
» sait, l'irrémédiable inconvénient de n'être pas d'une application
» certaine dans leurs résultats, ce qui les rend alors impossibles,
» commercialement parlant, car une exploitation basée sur des pro-
» cédés dont le succès serait incertain, amènerait à coup sûr la
» ruine des négociants qui voudraient entreprendre une spécula-
» tion basée sur leur application.

3. » L'insuccès des applications paraît, selon nous, provenir

---

(1) « L'emploi de l'acide sulfureux date d'avant 1837 : Braconnot dit que
» J. Davy l'avait recommandé pour la conservation des pièces anatomiques. En
» recherchant dans les ouvrages publiés, nous trouvons que Pontet, de Mar-
» seille, annonçait à Parmentier, par une lettre datée du 22 octobre 1810, qu'il
» avait autrefois cherché sans succès à *muter* le sang de bœuf pour avoir en
» bon état, à sa disposition, un clarifiant ; mais, qu'ayant repris son travail, il
» était parvenu, depuis un mois, à conserver du sang parfaitement muté, sans
» qu'il eût éprouvé le moindre symptôme de fermentation putride.

» Le procédé qu'il a employé consiste à faire absorber, par une simple agita-
» tion, deux ou trois fois, le volume du gaz obtenu de la combustion de mèches
» soufrées.

» Pontet dit : 1° Qu'un seul mutage ne fait que retarder la putréfaction de
» quelques jours ;

» 2° Que le gaz sulfureux qu'on unit au sang en aussi grande quantité ne le
» détériore pas, tandis que les acides minéraux, que le vinaigre même, l'al-
» tèrent ;

» 3° Que le sang ainsi muté est d'un bon rouge, se dissout dans l'eau, clarifie
» très-bien les liqueurs avec lesquelles on le chauffe, et jouit enfin, comme cla-
» rifiant, de toutes les propriétés du sang frais qu'il doit à la propriété du gaz
» qu'il contient.

» Dans un mémoire sur la fermentation, Gay-Lussac faisait connaître le mu-
» tage des sucs par l'acide sulfureux. »

(*Note de M. A. Chevallier.*)

» beaucoup moins de l'incapacité des agents conservateurs signalés » que de l'absence de méthodes; et, chose remarquable pour un » objet de cette importance, on voit que les habiles observateurs, » qui sont connus par des travaux qui ont eu des succès, résultats » de longues expériences, ne se sont pas préoccupés d'une ques- » tion que nous regardons comme d'une immense importance, puis- » qu'il s'agit de la nourriture de l'homme, nourriture qui, chaque » jour, devient plus difficile et d'un prix plus élevé.

4. » Si la question eût été plus amplement étudiée, on n'aurait » pas opéré au hasard, sans se rendre compte de l'effet produit ou » de l'effet à produire : on a, il est vrai, constaté des faits intéres- » sants, des succès et des insuccès, mais on n'en a pas jusqu'ici » indiqué la cause. De ces faits contradictoires, c'était cependant » cette cause qu'il fallait étudier ; c'est ce que les inventeurs n'ont » pas fait.

5. » Une des causes des insuccès, c'est que souvent celui qui » fait une découverte est borné dans ses moyens d'argent, et qu'il » ne peut faire des essais qui exigent des sommes plus ou moins » considérables, des déplacements, des études longues et pénibles.

6. » La solution de la question sera faite lorsque le souverain qui » nous gouverne dira : « *Je veux savoir si l'on peut conserver* » *les aliments, comment on peut les conserver à un prix tel que* » *la population puisse en faire usage ; je veux qu'on étudie la* » *question.* » Cet ordre donné, des études seront faites, des ré- » sultats seront obtenus.

7. » Nous ne craignons pas de dire que la réponse, résultat de » ces travaux, sera affirmative, et qu'il sera établi que la conser- » vation des substances alimentaires à des prix modérés peut être » opérée.

8. » La solution affirmative de cette immense question aura des » avantages qui peuvent facilement se concevoir ; dans diverses lo- » calités où aucune industrie n'est appliquée, la conservation d'ali- » ments, pour les porter au loin, deviendra pour le pays une » source de travaux et de richesses ; de plus, les produits exportés » seront vendus à des prix qui en permettront l'usage dans tous » les temps de l'année aux familles nombreuses, à la population

» moyenne, qui pourra faire servir à la nourriture des produits » qui, à l'époque actuelle, ne peuvent se trouver que sur les tables » des personnes aisées.

9. » Quoi qu'il en soit, il ne faut pas croire que nous soyons » aussi dépourvus de moyens de conservation que certaines per- » sonnes le prétendent. Nous avons fait usage de produits conser- » vés par l'acide sulfureux, et qui avaient été préservés par les » procédés mis en pratique par la Société Garnier frères, Fau- » cheux, Tison et Cᵉ. Ces produits étaient des *gigots*, des *filets*, » des *tranches de bœuf*. L'usage qui en fut fait dans un déjeuner » et dans un dîner donnés à Enghien, et dans les dîners donnés » dans diverses localités, vingt, trente et quarante jours après » l'application du procédé de conservation, avait fait prendre à » ces viandes une coloration un peu foncée ; mais ces aliments » étaient d'un excellent goût et d'une excellente qualité.

10. » Nous rappellerons ici que nous avons présenté à la Société » d'encouragement, au nom de MM. Garnier frères et Tison, deux » moutons entiers, qui, tués à Alger, vidés, dépouillés depuis un » mois, avaient été soumis à un courant d'acide sulfureux ; les » viandes de ces deux moutons étaient dans l'état le plus satisfai- » sant, et elles eussent pu être vendues dans toutes les boucheries » de la capitale.

11. » Quelques personnes ayant établi que l'emploi de l'acide » sulfureux n'avait pas d'efficacité (1), ce que nous ne pouvions » comprendre, puisque nous avions complétement réussi dans des » expériences de conservation que nous avions tentées, nous avons » voulu faire une expérience décisive, nous avons voulu que l'ap- » plication de l'acide sulfureux fût faite en province par un boucher » n'ayant aucune idée du procédé, mais ayant intérêt à conserver » la viande à un état convenable pour l'alimentation ; à cet effet, » nous fîmes partir pour Authon (Eure-et-Loir) un appareil pour » la conservation de la viande à l'aide de l'acide sulfureux ; nous » priâmes un de nos amis, M. Delbasset, qui habite cette petite

(1) On doit se demander si ceux qui n'ont pas réussi n'avaient pas fait usage de viandes déjà altérées.

» ville, de vouloir bien remettre cet appareil au boucher de la loca-
» lité, de suivre les opérations et de nous faire connaître les résul-
» tats qui seraient obtenus.

12 » Ce que j'avais demandé fut mis en pratique, et voici ce
» que M. Delbasset m'écrivait par sa lettre du 9 novembre 1857 :

« J'ai opéré sur des viandes avec l'*appareil conservateur* que
» vous avez envoyé ici; l'expérience a parfaitement réussi. J'ai agi
» sur du mouton (de la poitrine) : cette viande a été mangée chez
» votre maître d'hôtel quatre semaines après, sans avoir aucun
» mauvais goût; la viande était seulement noircie par le laps de
» temps écoulé; notez que cette conservation avait eu lieu pendant
» les grandes chaleurs du mois d'août dernier.

« Une seconde opération pendant les mêmes chaleurs a été faite
» sur de la viande de bœuf; on l'a mangée trois semaines après :
» M. Lelong et M. Blotin (le notaire et le juge de paix) ont vu
» faire les opérations. »

13 » On voit d'après ce que nous venons de faire connaître
» que la question est tranchée, et que si l'on ne réussit pas, c'es
» qu'on ne veut pas réussir ou qu'on apporte de la négligence
» dans la mise en pratique des procédés ; il reste seulement à
» examiner : 1° quelles sont les dimensions des morceaux de viande
» à exposer au contact de l'acide sulfureux gazeux, et si des mor-
» ceaux trop gros ne présenteraient pas des difficultés; 2° si la
» viande ne doit pas être prise aussitôt que l'animal est abattu,
» pour la soumettre à l'acide sulfureux gazeux ; 3° quelles seraient
» les mesures à prendre si l'on voulait transporter des viandes
» passées à l'acide sulfureux d'un pays lointain à un autre pays;
» mais il nous est démontré qu'on peut parfaitement, dans l'état
» actuel de nos connaissances, conserver dans les petites villes,
» dans les bourgs, dans les villages, les morceaux d'un bœuf, ceux
» des moutons, des veaux, pour les transporter d'une commune à
» une autre, sans qu'il y ait de crainte que ces viandes subissent
» des altérations capables de les empêcher de servir à l'alimen-
» tation. »

Cet extrait formule évidemment deux opinions contradictoires serait-ce que l'une appartient à M. Chevallier père, et l'autre à M. Chevallier fils?

Les huit premiers paragraphes nient l'existence d'une bonne méthode de conservation, car si cette méthode existait, il serait inutile de faire dire au souverain qui nous gouverne :

« *Je veux savoir si l'on peut conserver les aliments, comment on* » *peut les conserver à un prix tel que la population puisse en faire* » *usage. Je veux qu'on étudie la question.* »

Les paragraphes 9 à 13 conduisent M. Chevallier à une conclusion tout opposée : il affirme que désormais la *question de la conservation est tranchée*, que le procédé existe, qu'il suffit de *vouloir l'exploiter.*

Tout à l'heure M. Chevallier faisait un appel au Chef de l'État dans le but de provoquer l'étude de la question. Maintenant, il nous semble qu'à sa place, avec une opinion aussi arrêtée que la sienne, nous ferions un appel à ceux de nos collègues qui partageraient notre opinion, et nous leur proposerions de tenir au souverain qui nous gouverne, le langage suivant :

« *Sire, mes collègues et moi, possédons un procédé industriel qui résout le problème de la vie à bon marché, en permettant d'importer en France des viandes à bas prix provenant des contrées les plus éloignées. Nous venons déposer cette importante découverte aux pieds du trône, afin que d'un mot, Votre Majesté fasse profiter la France entière des bienfaits qui doivent résulter de son application.* »

Et ces paroles, prononcées par des hommes placés si avant dans la confiance du Gouvernement, seraient accueillies non-seulement avec bienveillance, mais avec la reconnaissance que mériterait un tel service rendu au pays.

Nous soumettons à M. Chevallier cette modification à son programme et nous serions, pour notre part, enchanté qu'il voulût bien l'adopter.

Sa nouvelle opinion, si nettement formulée, est basée sur ce que :

1° L'auteur a fait usage de produits conservés au moyen du gaz acide sulfureux, par les procédés mis en pratique par les sieurs Garnier frères, Faucheux, Tison et Ce (parag. 9, page 12).

2° L'auteur a présenté à la Société d'Encouragement (parag. 10), au nom de MM. Garnier frères, Faucheux, Tison et Ce, deux moutons *entiers* qui, tués à Alger, vidés, dépouillés depuis un mois, avaient été soumis à un courant d'acide sulfureux, etc.

3° L'auteur a fait faire une expérience (parag. 11) qui lui paraît décisive et dont il donne le compte rendu au paragraphe 12.

Tels sont les motifs qui ont porté la conviction dans l'esprit de M. Chevallier, et auxquels nous allons prendre la liberté d'opposer quelques objections.

Et d'abord, M. Chevallier est-il bien certain que les morceaux qui ont été servis à sa table aient été conservés vingt, trente et quarante jours ? On nous affirme, au contraire, qu'un gigot qui est resté suspendu pendant un certain laps de temps dans son grenier s'y est gâté, qu'il a été jeté dans la Seine et remplacé par un nouveau qu'on mangea avec plaisir quelques jours plus tard.

On vient en outre nous affirmer, à l'instant même où nous écrivons ces lignes (18 février 1858), que les morceaux de filet ou autres envoyés à Enghien à M. Chevallier, par les soins de M. Tison, qui les avait préparés ou fait préparer, n'étaient pas les mêmes que ceux sur lesquels M. Chevallier fils avait apposé son cachet.

Les morceaux portés à Enghien avec le *cachet* de M. Chevallier fils avaient à peine deux ou trois jours, grâce à un procédé dont la tradition remonte à 1856, à l'époque des expériences de la commission nommée par le Conseil de salubrité de la ville de Paris, procédé auquel son auteur put à bon droit donner le nom ingénieux de *tour de main*, qu'il disait posséder seul. Mais comme les bons exemples ne sont jamais perdus, il a eu des imitateurs et des continuateurs.

Si M. Chevallier désire savoir comment les choses se sont passées, nous sommes en mesure de lui offrir des témoins de ces faits et même des acteurs.

Quant aux moutons présentés à la Société d'encouragement, ils avaient, en effet, une belle apparence, dit-on; mais M. Chevallier n'en a pas mangé, et il a été démontré qu'alors même que le mouton entier paraît en bon état extérieurement, la partie intérieure est souvent pleine de vers ou en putréfaction; nous citerons plus loin des faits de ce genre qui peuvent être vérifiés. D'un autre côté, il n'est pas bien démontré que les moutons vinssent d'Afrique.

Mais il est du moins certain que la viande de ces moutons était dans un tel état, que M. Garnier jeune, à Saint-Denis, la donna à manger à des porcs et que ceux-ci n'en voulurent pas.

Quant au troisième point, *celui de l'expérience décisive qui a déterminé l'opinion de l'auteur*, nous sommes loin de nier le résultat constaté par le correspondant de M. Chevallier (1); ce résultat n'a rien qui nous surprenne, surtout pour la première opération qui a été faite sur un morceau de poitrine de mouton, c'est-à-dire sur un morceau offrant une grande surface à l'action du gaz, et peu d'épaisseur; la deuxième opération a été faite sur un morceau de bœuf dont on n'indique pas le poids, mais très-probablement d'un faible volume.

En résumé, ces deux expériences ont-elles fait avancer la question d'un pas? Ont-elles prouvé autre chose que ce qui avait été prouvé antérieurement, c'est-à-dire que le gaz acide sulfureux possède, ainsi que d'autres, des propriétés anti-fermentescibles? Ont-elles enfin conduit à la découverte des lois qui régissent l'action de ce gaz, car tant qu'on ne les connaîtra pas, on opérera au hasard?

M. Chevallier ne dit pas que ces lois soient connues de lui; nous en concluons qu'il n'a fait que produire le fait scientifique connu depuis longtemps. Tel a probablement été son but, car en disant *la question est tranchée*, s'il avait eu en vue autre chose que l'idée scientifique, s'il avait voulu parler de la question industrielle, il n'aurait pas ajouté immédiatement :

---

(1) Ajoutons que les expériences dont il s'agit ont été provoquées par nous, qui avons fourni un appareil dans ce but, alors que, sur la foi de documents officiels mal interprétés, nous croyions à l'existence réelle du procédé.

« *Il reste seulement à examiner :*

» 1° *Quelles sont les dimensions des morceaux de viande à exposer*
» *au contact de l'acide sulfureux gazeux, et si des morceaux trop*
» *gros ne présenteraient pas des difficultés ;*

» 2° *Si la viande ne doit pas être prise aussitôt que l'animal est*
» *abattu, pour la soumettre à l'acide sulfureux gazeux ;*

» 3° *Les mesures à prendre pour le transport.* »

Mais si ces questions, ainsi que le dit M. Chevallier, n'ont pas encore été résolues, le procédé n'existe pas, car les questions qui restent à étudier constituent à elles seules le problème industriel, et par conséquent, à ce point de vue, la *question, loin d'être tranchée*, est aussi neuve que le premier jour, et nous allons le prouver.

Toutefois, si M. Chevallier le veut bien, nous lui soumettrons d'abord un léger soupçon qui nous traverse l'esprit. Sauf les réserves qui précèdent et auxquelles il semble attacher une médiocre importance, puisqu'il dit : « *Il reste seulement à examiner;* » sauf ces réserves, disons-nous, l'auteur donne, dans l'extrait de son livre que nous avons reproduit, une approbation qui semble d'abord absolue (*la question est tranchée*) au procédé pratiqué par MM. Garnier frères, Faucheux, Tison et Cᵉ.

Eh bien, au risque de paraître indiscret, nous demanderons à M. Chevallier si le procédé dont il entend parler est bien le procédé de MM. Garnier frères, Faucheux, Tison et Cᵉ; en un mot, s'il connaît réellement le procédé qui appartient à cette Société?

Par procédé, nous entendons les moyens qui ont pour but une exploitation industrielle, et non des expériences de laboratoire faites sur des morceaux de deux ou trois kilogrammes, par exemple. Notre question, nous le répétons, peut paraître indiscrète, mais nous devons avouer que la manière dont M. Chevallier formule son opinion nous jette dans un singulier embarras.

Ainsi d'une part, grâce à ce procédé la *question est tranchée*, et puis aussitôt suivent des restrictions qui sont la négation même du procédé. En effet, bien que l'auteur ait, probablement par inadvertance, omis d'indiquer à ses lecteurs, à l'aide d'un renvoi, l'endroit de son livre où se trouve la description du procédé pratiqué par MM. Garnier frères, Faucheux, Tison et Ce, nous avons fini par la trouver, et, dans l'intérêt de ses lecteurs et des nôtres, si nous en avons, nous réparerons ici l'oubli de l'auteur, en disant que cette description se trouve à la page 69 de la brochure, sous le n° 60. C'est l'analyse du procédé de conservation pour lequel M. Robert a pris un brevet en 1855, brevet qu'il a apporté à la Société Garnier frères, Faucheux, Tison et Ce, en avril 1856. Nous transcrivons ici cette analyse :

Analyse du procédé Robert, dit Garnier frères, Faucheux, Tison et Ce.

(*Recherches chronologiques*, page 69.)

« 60. Qu'en 1855, M. Robert prit un brevet, dans lequel il établit que, pour la conservation des viandes, il faut : 1° (1) que » les animaux aient été soufflés ; 2° qu'il faut les débarrasser du » sang et des sérosités et les exposer à un courant d'air naturel ou » à un courant d'air artificiel produit par un ventilateur, jusqu'à » ce qu'elles aient perdu un excès d'humidité qu'elles contiennent ; » 3° qu'il faut, de préférence, agir sur des membres entiers ou » sur de gros morceaux ; 4° que lorsque les viandes sont convenablement desséchées à l'air libre, il faut les suspendre dans un » appareil clos, chambre, caisse, tonneau, etc., de façon qu'elles » soient libres et ne touchent par aucun point aux parois de l'appareil ; enfin que l'air circule autour de chaque morceau ; 5° que » l'appareil où l'on suspend les viandes doit être fermé hermétiquement, mais avoir à la partie inférieure et à la partie supérieure des tuyaux munis de robinets, afin de faciliter l'introduction dans cet appareil d'un courant d'acide sulfureux et d'en déterminer la sortie ; 6° que la production du gaz sulfureux peut » être le résultat de la combustion du soufre ou de la combustion » d'une mèche soufrée ; 7° que les viandes doivent rester en con-

(1) Note pour la prochaine édition du livre de M. Chevallier.

Nous signalerons, en passant, une erreur de copiste dans les documents communiqués par nous à M. Chevallier, et qui a été maintenue dans son livre. On fait dire à M. Robert qu'*il faut que les animaux aient été soufflés*. Il manque un mot à ce fragment. Lisez : « *Il faut éviter que les animaux aient été soufflés.* »

» tact avec le gaz sulfureux un temps plus ou moins long, selon » que le morceau est plus ou moins gros; 8° que les morceaux » de 2 à 3 kilogrammes n'exigent que huit à dix minutes; les » morceaux de 100 kilogrammes, de vingt à vingt-cinq minutes; » 9° qu'après ce séjour, les viandes doivent être exposées à l'air » libre pour les essorer et les raffermir; 10° qu'il faut, lors- » qu'elles ont subi cette dernière opération, les recouvrir à l'aide » d'un pinceau d'un enduit composé de 1 kilogramme d'albumine » que l'on fait dissoudre dans un litre de forte décoction de » racine de guimauve, additionnant le tout d'un peu de mélasse » de canne : l'application étant faite, la dessiccation à l'air libre » est rapide; elle ne laisse aucune odeur désagréable à la viande » qui a été enduite ainsi à l'aide du pinceau; 11° qu'on peut mettre » en magasin les substances ainsi préparées de manière à les expé- » dier selon les besoins; 12° que dans le magasin elles doivent être » suspendues à l'air libre avec ou sans enveloppe; 13° qu'on peut » ensuite les renfermer dans des barils où elles se conservent par- » faitement, si le procédé a été bien appliqué; 14° qu'on peut ap- » pliquer ce procédé au gibier, à la volaille avec ou sans plumes. »

Nous reviendrons sur l'histoire de ce procédé. Pour le moment, nous voulons seulement prouver que les restrictions de M. Chevallier sont la négation du procédé qu'il préconise.

En effet M. Chevallier dit qu'il reste à examiner ce qui concerne :	Tandis que M. Robert dit, dans la description de son procédé :
1° Le volume des morceaux qu'on peut soumettre à l'action du gaz;	1° Que plus les morceaux sont gros, mieux ils se conservent;
2° Le moment propice à la préparation, quand l'animal est abattu;	2° Qu'il faut les exposer à un courant d'air chaud ou artificiel, pour enlever l'excès d'humidité;
3° Les moyens de transport.	3° Que ce problème est résolu par les moyens indiqués aux nos 11 et suivants de l'analyse ci-dessus.

Les réserves faites par M. Chevallier sont, nous le répétons, la négation du procédé industriel, qui restera impossible tant que les questions réservées ne seront pas résolues. Le procédé industriel ne peut se comprendre que pour des animaux entiers, ainsi que l'inventeur Robert le dit : « Il faut de préférence agir sur des mem- » bres entiers, ou sur de gros morceaux. »

En effet, si des membres entiers, de 20 à 100 kilogrammes, par exemple, conservés pendant dix ou quinze jours, perdent seulement 10 0/0 de leur poids, il est évident que s'ils sont divisés en morceaux d'un volume dix ou vingt fois moindre, la déperdition étant en raison directe des surfaces soumises à l'action de l'air, ils perdront 30 ou 40 0/0 de leur poids ; et les frais de transport aidant, il faudra vendre la viande conservée plus cher que la viande fraîche.

La question n'est donc nullement tranchée.

Mais pour édifier complétement M. Chevallier sur la valeur du procédé Garnier frères, Faucheux, Tison et C°, par son livre même, nous lui prouverons tout à l'heure, s'il veut bien nous prêter un peu d'attention, que ce procédé est au fond identiquement le même que d'autres procédés essayés antérieurement sans succès, et il serait assez étrange qu'avec des moyens semblables, on eût obtenu des résultats différents.

Nous avons dit, page 8, que nous ne pouvions laisser sans réponse quelques passages de l'extrait de l'ouvrage de M. Chevallier, qui contiennent des insinuations que nous croyons être à notre adresse et que nous ne pouvons accepter. On a lu au commencement du § 11 : « Quelques personnes ayant établi que l'emploi de » l'acide sulfureux n'avait pas d'efficacité, ce que nous ne pouvions » comprendre... » Puis à la note mise au bas de la page : « On doit » se demander si ceux qui n'ont pas réussi, n'avaient pas fait usage » de viandes déjà altérées. »

Si ces lignes ont été écrites à notre intention, il nous suffira, pour édifier à ce sujet M. Chevallier, de dire ceci : Toutes les opérations que nous avons été dans le cas d'observer ont été faites par des membres de la Société Garnier frères, Faucheux, Tison et C°, ou par son préparateur habituel ; de plus, les viandes soumises aux préparations étaient toujours des viandes de premier choix. La

Société ne les payait jamais moins de 2 fr. le kil., et quelquefois 4 et même 5 fr., ce dont nous pouvons justifier par les factures acquittées.

Le deuxième passage est au § 13 :

« On voit, d'après ce que nous venons de faire connaître, que » la question est tranchée, et que si l'on ne réussit pas, c'est qu'on » ne veut pas réussir, ou qu'on apporte de la négligence dans la » mise en pratique des procédés. »

En ce qui concerne la mise en pratique des procédés, nous avons déjà répondu. Les opérations ont toujours été faites par les mêmes personnes. En ce qui concerne la volonté de ne pas réussir, nous déclarons ne pas comprendre comment M. Chevallier peut prêter gratuitement à un homme qu'il a entrevu deux ou trois fois à peine, des intentions dans lesquelles la niaiserie le disputerait au ridicule.

Comment peut-on supposer qu'un homme, ayant entre les mains un procédé qui, s'il était seulement tel que l'auteur le suppose dans sa notice, donnerait à son possesseur la possibilité de réaliser promptement une fortune qui dépasserait les limites de son ambition (nous en avons la preuve entre les mains), et en même temps, le moyen de concourir à l'accomplissement d'une œuvre utile à tout le monde ; comment supposer, disons-nous, que cet homme aurait la sottise de ne pas profiter de l'occasion et de laisser échapper la fortune?

Et cela dans quel but?

C'est là une erreur dans laquelle un moment de réflexion aurait empêché un esprit aussi élevé que celui de M. Chevallier de se laisser entraîner. Nul plus que nous n'avait intérêt à exploiter le procédé, et nul non plus, nous avons le droit de l'affirmer, n'a fait plus d'efforts dans ce but, tant que nous avons pu croire à la réalité du procédé, réalité attestée par des documents authentiques dont le sens a été *faussement interprété*.

Aujourd'hui nous avons la certitude que *les expériences faites par le conseil de salubrité n'ont été faites que dans les limites d'expériences scientifiques*. Une lettre circulaire adressée par M. le sénateur Préfet de police aux préfets des départements, explique bien, en effet, que le Conseil de salubrité n'a pas eu à examiner le procédé, autrement qu'au point de vue de l'hygiène publique. La lettre d'autorisation de M. le Préfet de police ne contenant aucune restriction, a permis de supposer que l'approbation du Conseil de salubrité s'étendait au procédé, tel qu'il est décrit par le brevet, c'est-à-dire à l'application industrielle; et afin de faire apprécier combien il était facile de tomber dans cette erreur, nous reproduisons ici ce document.

« Paris, le 30 octobre 1856.

» Messieurs,

» J'ai fait examiner par le Conseil de salubrité le procédé de conservation de la viande de boucherie, que vous désirez exploiter en l'appliquant à l'approvisionnement de Paris.

» Les conclusions du Conseil de salubrité à cet égard, ont été formulées en ces termes :

« Le procédé de conservation des viandes adopté par MM. Gar-
» nier frères, Faucheux, Tison et Ce ne contient rien qui puisse
» être nuisible à la santé publique ; il possède la faculté d'arrêter
» la fermentation, tout en laissant à la viande sa fraîcheur, sa
» saveur et ses principales qualités essentielles. Cette conservation
» peut se prolonger pendant 15, 20 et 25 jours sans inconvénient,
» sous les conditions atmosphériques observées de juin à octobre
» 1856.

» Il y a utilité et avantage à autoriser MM. Garnier frères, Fau-
» cheux, Tison et Ce à débiter leurs produits. Ils seront vendus
» sous le nom de *viandes conservées*, et soumis, pour le débit, à
» toutes les formalités qui régissent la vente des viandes ordi-
» naires. »

« En conséquence, j'ai décidé que vous pourriez vendre ou faire vendre dans Paris les produits préparés selon vos procédés, sous la dénomination de *viandes conservées*, en vous conformant toutefois aux règlements concernant le commerce de la boucherie dans la capitale.

» Veuillez vous concerter préalablement avec M. l'inspecteur général des halles et marchés, dont les bureaux sont à la halle au blé, lequel est chargé d'assurer l'exécution de la présente décision.

« *Le préfet de police,*

» *Signé :* PIÉTRI. »

Mais les insuccès n'ont pas tardé à nous ouvrir les yeux et à nous mettre dans la nécessité de faire des recherches. Celles-ci nous ont enfin conduit à découvrir la vérité. Depuis ce moment, l'énergie que nous étions disposé à mettre au service d'une entreprise bonne et utile, nous l'avons employée et nous l'emploierons à combattre tous ceux qui voudront soutenir la réalité d'une invention dont nous avons, à nos dépens, reconnu l'inanité.

Il nous serait, à tous égards, plus agréable de faire appel à la bienveillante attention de M. Chevallier, dans le but de mettre sous ses yeux les preuves de l'excellence du procédé Robert, dit procédé Garnier frères, Faucheux, Tison et Ce, que de venir, comme nous le faisons aujourd'hui, l'inviter à lire attentivement la notice qui suit, et dans laquelle il trouvera les différentes phases qu'a déjà traversées cette prétendue invention.

NOTICE HISTORIQUE

Sur l'origine et la pratique du procédé Robert,

Dit procédé Garnier frères, Faucheux, Tison et Ce.

L'idée première des essais tentés par le sieur Robert lui fut suggérée, à ce qu'il résulte des actes, par M. Pezeyre, chimiste à Orléans, sur la lecture faite par celui-ci dans un journal qu'il signala au sieur Robert, d'un article concernant les propriétés du gaz acide sulfureux. Voici cet article extrait du *Moniteur industriel* du 12 janvier 1854.

Moniteur industriel du 12 janvier 1854.

USAGES DE L'ACIDE SULFUREUX.

« Quand on approche une allumette ordinaire d'un corps quelconque, dont la température est au moins de 150 degrés centésimaux, chacun sait que le soufre s'enflamme, et que bientôt le brin sec (fêtu de chanvre ou petite bougie), qui portait le fragment de soufre, entre lui-même en ignition. Il arrive souvent, pendant cette opération qui a lieu des millions de fois par jour, qu'ayant respiré l'espèce de fumée-vapeur qui se dégage dès le début, on est saisi de quintes de toux assez intenses : c'est parce qu'on vient d'introduire dans les voies respiratoires un gaz très-irritant, que les chimistes appellent *acide sulfureux* (50 degrés).

» D'une production excessivement facile, comme on vient de le voir, l'acide sulfureux est formé de deux équivalents d'oxygène, que le soufre incandescent prend à l'air ambiant. Cette propriété désorganisante le rend propre à faire disparaître un grand nombre de matières colorantes, et quand on a affaire à des matières azotées, il est bien préférable au chlore, qui ne décolore qu'en se combinant.

» C'est donc en se basant sur ces propriétés précieuses que l'acide sulfureux sert à blanchir la soie, la laine, les plumes, les cordes d'harmonie, les éponges, la colle de poisson, la gélatine, les chapeaux de paille et les intestins, dont on fait un si grand usage en Espagne pour le transport des graisses, etc.; on s'en sert également pour enlever les taches faites sur les étoffes par le jus de fruits. En général, quand on veut agir dans un des cas ci-dessus mentionnés, il faut préalablement humecter l'objet à blanchir, en exprimer l'eau et le soumettre à l'action du gaz. Si l'objet était sec, la réaction n'aurait pas lieu.

» La propriété qu'a l'acide sulfureux de s'emparer de l'oxygène libre fait qu'on s'en sert *pour arrêter la fermentation du vin blanc, du cidre, de la bière clarifiée, du sirop de glucose. En mettant seulement un décilitre d'eau saturée d'acide sulfureux (l'eau en absorbe 50 fois son volume) dans un litre de sang, on peut transporter celui-ci à de très-grandes distances. C'est ce qui a conduit les anatomistes, dans ces derniers temps, à faire des injections de ce liquide dans les cadavres soumis à l'étude. Trois litres suffisent pour en retarder la décomposition un temps assez long pour les besoins de la science.*

» Mathieu de Dombasle a démontré que ce gaz détruisait parfaitement bien les insectes. Faisant l'application sur ceux qui attaquent nos blés, notamment sur le charançon, il soufrait des tonneaux avec des mèches, comme les marchands de vin en emploient encore de nos jours, et il y plaçait son grain, qui, généralement, était préservé du fléau.

» Dans ces derniers temps, un ancien professeur de Saint-Cyr, le modeste et savant M. Colin, a tenté des expériences nouvelles qu'il se proposait d'appliquer en grand sur les tas de blé des greniers. Mais, en même temps que lui, un ancien professeur de l'Institut agronomique de Versailles, M. Doyère, a construit un appareil appelé tue-teigne, qui semble devoir remplacer les meilleurs procédés chimiques.

» L'acide sulfureux joue encore un grand rôle dans les féculeries et amidonneries, où, employé en petite quantité cependant, il facilite beaucoup le dépôt de l'amidon et de la fécule. *Pour la conservation des légumes cuits, il pourrait également rendre de très-grands services.*

» Pendant longtemps l'acide sulfureux a été employé pour tuer l'*acarus* de la gale; aujourd'hui le carbonate de soude semble l'avoir détrôné. Quoi qu'il en soit, il lui reste encore un rôle assez beau, comme nous venons de le voir. Quant à sa préparation, elle est facile, avons-nous dit, puisqu'il suffit d'oxygéner du soufre en le faisant brûler à l'air libre, et mieux encore en le mélangeant avec un excès de bi-oxyde de manganèse, ou bien en décomposant l'acide sulfurique (So^3) par une matière combustible. »

Avec un peu d'attention, on reconnaît que cet article contient tous les éléments du *procédé Robert*. La conservation du sang par l'emploi de l'*acide sulfureux* conduisait naturellement à essayer cette propriété sur les viandes et autres substances alimentaires.

Le sieur Robert, encouragé par quelques expériences, heureuses parce qu'elles furent faites *sur de faibles échantillons*, proposa à M. Deffieux, restaurateur à la porte Saint-Martin, de s'associer avec lui dans le but de se livrer à une étude plus approfondie du procédé qu'il croyait avoir inventé.

Un acte de société fut signé entre eux le 17 janvier 1855, et, à dater de ce moment, les déceptions commencèrent, parce qu'il fallut aborder la préparation de morceaux plus volumineux. On reconnut alors, comme l'avaient fait d'autres expérimentateurs, qu'un principe conservateur existait, mais qu'il n'en était pas de même de son application industrielle.

Aussi, après quelques mois dépensés en expériences stériles, M. Deffieux refusa-t-il de prêter plus longtemps son concours à cette affaire, et il le fit connaître à M. Robert, dans les termes suivants :

« L'an 1855, le 1er juin, à la requête de M. Deffieux, restaurateur, etc.

» Il est signifié à Clément Robert :

» Que tous les essais faits jusqu'à ce jour pour éprouver le pro-
» cédé qu'il prétend faire breveter pour la conservation des
» substances alimentaires ont été infructueux et n'ont donné que
» des résultats imparfaits;

» Que ce procédé, en lui-même, n'est nullement de l'invention

» du sieur Robert, qui en est convenu; qu'il est décrit dans plu-
» sieurs ouvrages scientifiques, et qu'il n'est dès lors pas suscep-
» tible d'être breveté utilement ;

» Que c'est cependant sur cette prétendue invention, que l'on
» n'a pas fait connaître au requérant, que la Société du 17 janvier
» 1855, enregistrée le 19 du même mois, a été formée ;

» Qu'il en résulte que cette Société, étant sans objet, ne sau-
» rait subsister ;

» Que le requérant n'entend d'ailleurs y donner aucune suite ;

» En conséquence, sommation d'avoir à donner sous trois jours
» son consentement à la nullité de l'acte de société. »

M. Robert a donné ce consentement.

C'est à la même époque (28 juin 1855) que le sieur Robert croit pouvoir prendre un brevet d'invention.

Le 31 juillet 1855, une nouvelle société fut formée entre lui, le sieur Pezeyre et le sieur Delrue, négociant à Dunkerque.

L'acte de société contient l'article suivant, que sa singularité nous engage à transcrire textuellement :

« Art. 12. MM. Pezeyre et Robert déclarent expressément qu'ils
» apportent de bonne foi la propriété dudit procédé ; de la de-
» mande de brevet et de toutes leurs suites, mais sans aucune ga-
» rantie de leur part en ce qui touche la priorité, le mérite, la va-
» leur légale, matérielle ou industrielle des procédés brevetés ou
» non ; en sorte que s'il existait, en France ou à l'étranger, des
» brevets antérieurs, reposant sur les mêmes principes et moyens,
» que leurs procédés fussent légalement ou illégalement pratiqués
» et exploités par d'autres; dans le cas où il leur serait suscité des
» difficultés par des tiers pour l'exercice de leurs brevets, et alors
» même que les expériences à faire ne répondraient pas aux désirs
» de M. Delrue, ce dernier ne pourra, en aucun cas, exercer aucun
» recours contre MM. Robert et Pezeyre, ni exiger le rembourse-
» ment des deux mille francs qu'il aura payés. »

Cette Société se dissout le 3 décembre 1855; mais, avant sa dissolution, le sieur Robert avait déjà trouvé une nouvelle combinaison.

Il avait, dès le 28 novembre 1855, contracté une nouvelle Société avec MM. Garnier frères et Tison.

L'acte de Société stipulait comme condition expresse que le traité ne deviendrait définitif qu'après que des expériences préalables auraient démontré la possibilité d'importer en France des viandes provenant de contrées éloignées, telles que l'Algérie, l'Amérique du Sud, etc.

MM. Garnier frères et Tison se réservaient pendant six mois le droit de résilier le contrat. L'Algérie fut le lieu choisi pour les premières expériences.

Deux voyages eurent lieu : le premier, par le sieur Robert seul, et le deuxième, par les sieurs Robert et Tison. C'est lors de ce deuxième voyage, que furent expédiés les moutons dont il a été parlé précédemment (page 16), dont un ou deux furent présentés à la Société d'encouragement.

Deux ou trois de ces moutons expédiés d'Afrique furent seuls montrés au public; on se garda bien de les montrer tous, et, quelle que fût l'apparence extérieure de ceux qu'on exhiba, l'intérieur était plein de vers. Ces deux voyages eurent lieu dans le courant de l'*hiver* 1855 à 1856, et les expériences faites en Afrique par MM. Robert et Tison n'y ont pas laissé des souvenirs favorables à leur procédé.

Au surplus, ces deux tentatives furent suivies de la signification qu'on va lire, adressée à Robert, par MM. Garnier frères et Tison.

« L'an 1856, le 9 avril, à la requête de MM. Garnier frères et » Tison.

» Signifié à Clément Robert,

» Que les requérants n'entendent donner aucune suite à l'expé- » rimentation ni au projet d'acquisition aux conditions posées, » d'un procédé pour lequel M. Robert a obtenu en France un bre- » vet d'invention le 29 août 1855, sous le n° 24009 et pris en » Angleterre une patente provisoire, le 19 septembre, sous le » n° 2116, duquel procédé M. Robert a reconnu depuis n'avoir » pas seul la libre disposition.

» Déclarons au susnommé que les requérants se réservent de

» lui réclamer tous déboursés par eux faits pour les expériences » qui ont eu lieu et tous dommages-intérêts qui peuvent leur être » dus à titre d'indemnité.

» Dont acte, etc. »

Mais ce qui est singulier, c'est que le jour même où MM. Garnier frères et Tison usent de leur droit de résiliation, ils constituent une nouvelle société avec M. Robert. Peu après ils admettent en qualité d'associé le sieur Faucheux, dans lequel ils pensent rencontrer un puissant capitaliste. La société s'établit sous le titre : « *Le Conservateur*, avec la raison sociale Garnier frères, Faucheux, Tison et Ce. »

A dater de ce moment, les démarches de la Société furent très-actives; mais les expériences provoquées dans le but de faire adopter le procédé ne furent pas plus heureuses que les précédentes.

Ainsi à Nantes, où un mouton venant d'Afrique avait été expédié, l'annonce des résultats promis par le procédé avait produit une vive sensation. Des commandes importantes furent adressées à MM. Garnier frères, Faucheux, Tison et Ce, par l'entremise de M. Hubert, leur mandataire à Nantes, qui, croyant à l'existence du procédé, sur la foi des assertions de ses mandants, fit toutes les démarches qu'aurait méritées l'affaire, si elle eût été sérieuse.

Est-il besoin d'ajouter que les commandes transmises par lui pour le compte des maisons les plus honorables de Nantes, ne furent jamais exécutées?

On n'y songea même pas.

Les échecs qui se succédaient dans les petites expériences, ne pouvaient guère encourager à tenter une exploitation sérieuse.

On avait expédié à Nantes un mouton entier, dans le but de le faire déguster par une réunion de capitaines de navires, appréciateurs des services que pourrait leur rendre un tel procédé, supposé bon. Nous nous abstiendrons ici de dire comment les choses se passèrent lors de cette expérience. Nous en avons le récit détaillé écrit et signé. Le restaurateur chez qui se donna le banquet pourrait aussi faire de singulières révélations. Nous nous contenterons de transcrire une lettre de M. Jolin, directeur des abattoirs, à Nantes, qui avait reçu un morceau choisi de ce mouton.

« Nantes, 1er mai 1856.

» Monsieur,

» Je viens vous faire savoir la déception que j'ai éprouvée en goûtant le morceau de mouton, conservé par votre nouveau procédé. Je vais, pour vous démontrer la scrupuleuse attention apportée à cette expérience, vous faire connaître la manière dont j'ai procédé.

» J'ai fait acheter à la boucherie un morceau de mouton pris dans la hanche, ainsi qu'était le morceau que vous m'avez donné. J'ai fait cuire ces deux morceaux au même feu, dans la même rôtissoire, j'en ai recueilli le jus dans des vases différents ; enfin, j'ai fait servir sans donner connaissance aux convives, de la provenance des viandes ; malheureusement le doute n'a pas été possible, et le mouton venant de chez vous était tellement mauvais, que, après l'avoir goûté sérieusement, j'ai été obligé de le faire enlever de dessus la table.

» Il avait goût de viande pourrie et laissait dans la bouche un arrière-goût d'hydrogène sulfuré.

» Je regrette sincèrement, Monsieur, de vous faire part de ce fâcheux résultat, mais je ne puis vous céler la vérité.

» Veuillez, etc.,

» *Signé*, Jolin,

» Directeur des abattoirs, à Nantes. »

Des échantillons de viande préparée sont envoyés à la Société de Crédit maritime, place Vendôme, n° 15, du 18 au 20 mai 1856. Deux ou trois jours après le dépôt, MM. Garnier frères, Faucheux, Tison et Ce, sont instamment priés de faire enlever leurs viandes, *qui sont gâtées et répandent une odeur infecte dans l'appartement où elles sont déposées.*

A cette époque, une nouvelle et dernière tentative est faite dans le but d'importer en France des viandes d'Algérie. Le mandataire de la Société expédie de Philippeville cinquante moutons préparés, que MM. Tison et Garnier jeune vont attendre à Marseille.

Les moutons sont jetés à la mer avant d'entrer au port.

Le 29 juillet, M. Tison écrit à ses associés :

« *Décidément il n'y a rien à faire avec la viande abattue dans* » *cette saison ; mais en revanche de beaux résultats à obtenir en* » *expédiant des moutons et des bœufs vivants.* »

En ce qui concerne la viande conservée, il aurait pu ajouter : *La seule saison favorable serait celle où la viande n'aurait pas besoin d'être préparée.*

La Société (1) sollicite et obtient de faire des expériences avec les syndics de la boucherie et de la charcuterie de Paris. Les résultats de ces expériences sont loin d'être favorables au procédé, et les démarches de la Société de ce côté doivent s'arrêter là. Il sera facile à M. Chevallier, s'il désire avoir des renseignements précis sur ce qui s'est passé à cette époque, de les obtenir auprès de :

---

(1) Afin de ne pas interrompre l'exposé des faits relatifs au procédé Robert, nous placerons ici un épisode qui n'est pas des moins remarquables dans les annales de la Société.

MM. Garnier frères, Faucheux, Tison et Ce, ayant eu connaissance des succès obtenus par M. Durand aîné, de Lorient, succès justifiés, cette fois, par une exploitation réelle, dont les produits sont recherchés et estimés par les états-majors de la marine impériale ; sachant de plus, que l'attention de Sa Majesté l'Empereur s'était portée sur les produits de M. Durand, firent proposer à celui-ci, par leur associé M. Faucheux, de réunir les deux procédés dans une seule exploitation; en un mot, d'associer les deux procédés afin d'éviter les effets de la concurrence. M. Durand refusa d'abord d'entrer dans cette voie, malgré l'avenir brillant qu'on lui promettait; mais on finit par triompher de ses répugnances, et le 6 juillet 1856 un compromis fut signé entre MM. Garnier frères, Faucheux, Tison et Ce, d'une part, et M. Durand aîné, d'autre part. Ce compromis jetait les bases d'une association à réaliser plus tard entre les parties.

Deux mois s'écoulent : M. Durand, ne voyant s'accomplir aucune des promesses pompeuses qui lui avaient été faites, paraît disposé à se retirer. M. Faucheux s'empresse de retourner à Lorient, le rassure, lui fait entendre qu'avant tout il faut que ses procédés soient assurés par des brevets, et offre à M. Durand de faire toutes les démarches nécessaires : ce qui est accepté.

En échange de la description de ses procédés que M. Durand confie à M. Faucheux, celui-ci lui fait une déclaration conçue en ces termes :

M. Vesque, syndic, 4, rue des Saussaies ;

M. Bellamy, 36, rue de Sèvres ;

M. Durey jeune, 60, rue de la Ferme-des-Mathurins ;

M. Danlos, 235, rue Saint-Honoré ;

Et de tous les syndics adjoints.

Parmi les autres bouchers, plusieurs ont eu des morceaux préparés par MM. Garnier frères, Faucheux Tison et Ce, et ont eu connaissance de faits relatifs à l'application du procédé :

MM. Verrier-Duclaux, 11, rue Castellane ;

M. Vougon, 169, rue Saint-Honoré ;

M. Durey, 33, rue Coquillière ;

M. Durey, 34, rue du Château-d'Eau ;

M. May, carrefour Gaillon.

Ce dernier pourra, s'il le veut, donner des renseignements importants.

M. Leroy, à l'abattoir Montmartre, nous a affirmé avoir vu chez MM. Garnier frères, faubourg Saint-Denis et rue Mazagran, 11, où ils avaient loué une boutique, des moutons préparés venant d'Afrique et qui étaient tous gâtés ; quelques-uns avaient une bonne apparence extérieure, tel que celui qui fut présenté à la Société d'encouragement ; mais l'intérieur était rempli de vers, fait qui s'est reproduit à Nantes sur un mouton envoyé à M. Hubert.

M. Gasse, syndic des charcutiers, 6 rue Coquillière, a eu un jambon gâté, aux expériences de 1856, à l'abattoir du Roule.

Hors de Paris et de Nantes dont il a été question précédemment, des expériences ont été faites par MM. Garnier et Tison, en 1856.

A Dammartin (Seine-et-Marne), sous les yeux de M. le commis-

« *Je soussigné, reconnais avoir reçu de M. Guillaume Durand la mission* » *de prendre*, EN SON NOM, *deux brevets d'invention s'appliquant, l'un à la* » *conservation de la viande, l'autre à la préparation et fabrication de la sar-* » *dine sans huile, et qu'il m'a remis les notices détaillées qui doivent servir* » *à la prise desdits brevets.*

» Lorient, le 9 septembre 1856.

» *Signé :* F. FAUCHEUX. »

Le 20 septembre, les brevets sont effectivement demandés, *mais sous le nom de* MM. GARNIER FRÈRES, FAUCHEUX, TISON ET Ce, et c'est sous ce nom que M. Chevallier en donne l'analyse dans sa brochure (page 75).

saire de police et de M. Cassard, président d'une commission nommée à l'effet de suivre les expériences, qui échouèrent complétement.

A Coulommiers, celles qui furent faites avec le concours de M. Pothier, pâtissier, et Bonnefoy, à l'hôtel de l'Ouest, eurent le même sort.

A Melun, les expériences faites sous les yeux d'une commission présidée par le maire de la ville, M. Poyez, ne furent pas plus heureuses.

A Fontainebleau, M. Tison et M. Lebel, de Melun, font des expériences avec le concours de M. Delacaisse, marchand mercier : elles échouent comme les autres.

Tous les faits qui précèdent appartiennent à l'année 1856. Ils nous paraissent, ainsi groupés, expliquer et justifier le résultat des expériences de 1857, dont voici les principales :

Abâttoir du Roule. — Nouvelles expériences sous les yeux du syndicat de la boucherie. Le résultat n'a pas été plus heureux qu'en 1856.

A Batignolles, des expériences ont eu lieu à la mairie pour divers bouchers et charcutiers de la localité. La préparation a été faite par le préparateur ordinaire de la Société, pour le sieur Alleaume, qui avait garanti, en cas de succès, le placement d'un nombre déterminé d'appareils de préservation.— A la suite de cette expérience, il a renoncé à s'occuper de l'affaire.

A la barrière du Maine, à l'ancien restaurant Richefeu. Dans une expérience faite par les soins de MM. Tison et Magnus, un demi-veau placé dans l'appareil par le restaurateur, et un gigot préparé pour un boucher, ont été gâtés le troisième jour après la préparation. *Le veau offrait un exemple du phénomène que nous avons déjà signalé, d'une belle apparence extérieure.*

A la Halle aux viandes, des marchands ont voulu essayer du procédé, dans le but de préserver leurs marchandises de la décomposition pendant deux ou trois jours seulement. Ils ont dû y renoncer à la suite des pertes qu'ils ont éprouvées.

Au Marché noir, place Beauveau, faubourg Saint-Antoine, on a même refusé de recevoir ces viandes. — D'autres ont été saisies.

Les personnes dont les noms suivent peuvent donner des renseignements à ce sujet.

M. Clément, contrôleur à la halle à la criée ;

M. Lancône, découpeur, id.;

MM. Renaud et Ce, 57, rue Saint-Victor ;

MM. Leclère, Machefer, Varlet, 33, rue des Vinaigriers ;

Le sieur Michaud, restaurateur, rue de la Grande-Truanderie, n° 39, a eu un demi-veau gâté en deux jours, et a reçu 30 fr. d'indemnité pour cette perte, à la fin de juillet 1857 ;

M. Camille, restaurateur, boulevart Bonne-Nouvelle, a fait préparer un petit morceau de veau qui s'est conservé, et du poisson qui s'est gâté promptement.

Hors Paris :

A Coulommiers, de nouvelles expériences faites par le préparateur de la Société, pour M. Vilpelle, propriétaire, et sous les yeux de M. Delaplace, commissaire de police, ont complétement échoué.

A Bordeaux, un honorable négociant, M. Le Barazer, décoré par l'Empereur, appréciant, en sa qualité d'ancien capitaine au long cours, les services qu'un tel procédé pourrait rendre au public en général, et à la marine en particulier, demandait à traiter pour tous les départements du Midi et pour les colonies. Après quelques expériences, faites avec les plus grands soins, il renonce à ce projet.

On nous accusera sans doute de mentionner tous les échecs et de taire les succès (1). Notre intention était de reproduire ici les certificats délivrés à la Société Garnier frères, Faucheux, Tison et Ce, mais une réflexion nous a arrêté.

Ces certificats, de même que la lettre de M. le sénateur Préfet de police déjà citée, ne constatent que des *résultats scientifiques* obtenus sur de faibles échantillons, résultats que nous pourrions en grande partie contester, *preuves en main*. Mais alors même que nous les admettrions sans réserve, cela ne changerait pas la conclusion que nous sommes en droit de déduire des faits qui vien-

(1) Si les faits que nous avons signalés étaient contestés, nous sommes tout disposé à accepter et même à provoquer une enquête afin de les constater.

nent d'être exposés, et nous la formulons ainsi : *Les moyens employés par la Société Garnier frères, Fancheux, Tison et Ce, ne sauraient, en aucune manière, constituer un procédé industriel,* et, par conséquent, *M. Chevallier fait erreur en affirmant que, grâce à ce procédé, la question de la conservation des substances alimentaires est tranchée.*

Si l'éloquence des faits n'a pu porter la conviction dans l'esprit de M. Chevallier et qu'il veuille bien nous suivre encore un moment, nous lui démontrerons, son livre à la main, que le principe conservateur du gaz acide sulfureux a servi de base à un grand nombre de procédés antérieurs au procédé Robert dit procédé Garnier frères, Faucheux, Tison et Ce; que les moyens mis en œuvre par celui-ci offrent tant d'analogie avec les autres, qu'il est impossible d'admettre qu'ils puissent donner des résultats différents ou préférables.

Or l'exploitation de tous les procédés antérieurs a été abandonnée (il serait même plus exact de dire qu'elle n'a jamais été tentée), parce qu'elle a été reconnue impossible. Il en a été de même du procédé Robert.

Avant de commencer l'examen critique du procédé, nous allons, afin de rendre plus intelligible ce que nous avons à en dire, placer sous les yeux du lecteur les mémoires descriptifs qui accompagnent le brevet principal et le certificat d'addition.

MÉMOIRE DESCRIPTIF (1)

Du procédé Robert, appartenant à la Société Garnier, F. Faucheux, Tison et Ce.

« Je suis parvenu à combiner un ensemble de moyens faciles, » peu dispendieux et sûrs, à l'aide desquels je préserve de toute » altération les substances d'origine végétale ou animale.

» Mon invention a pour objet de soustraire à l'action décom- » posante des agents atmosphériques, les matières organiques dont » les éléments essentiellement mobiles tendent à ces transforma-

(1) Reproduction textuelle de l'original. Nous avons pensé qu'il était inutile de reproduire les dessins, le mécanisme qu'ils représentent n'étant pas employé dans les appareils.

» tions incessantes, et de conserver leurs formes primitives, leur » aspect extérieur, leur caractère propre avec toutes leurs pro- » priétés essentielles, en opérant sur des substances crues ou cuites ; » sans employer la chaleur, le jet, la compression, ni la dessiccation, » je les maintiens *pendant plusieurs mois* dans toute leur fraîcheur, » avec toutes leurs propriétés alibiles. Ces moyens sont à la portée » de toutes les intelligences et peuvent être pratiqués partout sans » frais.

» Voici comment on opère :

» 1° Pour les viandes, il faut éviter que les animaux aient été » soufflés ; on les débarrasse du sang et des sérosités, les laissant » ensuite exposées à un courant d'air naturel ou produit artificielle- » ment à l'aide d'un ventilateur quelconque, jusqu'à ce qu'elles » aient perdu un excès d'humidité naturelle ; *les membres entiers* » *ou les gros morceaux conviennent mieux que des parties d'un* » *poids minime.*

» 2° Les viandes étant convenablement desséchées à l'air libre, » il faut les suspendre à l'aide d'une corde, de façon qu'elles ne repo- » sent sur rien et soient accessibles à l'air de tous côtés, dans un » vaisseau quelconque que j'appellerai caisse, tonneau, baraque en » planches, chambre ou appartement ordinaire, construit en maçon- » nerie, dont les murs soient intérieurement revêtus de planches » ou de papier collé. Cette pièce, quelle qu'elle soit, caisse, tonneau » ou chambre, formera l'appareil préservateur et devra être hermé- » tiquement fermée et ne laisser aucune issue ou fissure par les- » quelles l'air extérieur pourrait s'y introduire. Les portes devront » être garnies de lanières de feutre ou de caoutchouc, et s'adapter » de manière à produire une fermeture parfaite et solide. A la » partie supérieure de cet appareil doit exister un tuyau de plomb » avec un robinet de même métal pour faciliter la sortie de l'air ; » à la partie inférieure se trouve une semblable disposition. Les » substances à préserver étant convenablement disposées dans » l'appareil, on y fait arriver dans la partie inférieure un courant » de gaz acide sulfureux. Ce gaz s'obtient par les procédés connus, » ou bien il est produit par la combustion d'une simple mèche » soufrée ou injectée dans l'appareil à l'aide d'un soufflet dont le

» vent traverse un foyer de soufre en ignition dans un vase clos.
» Le robinet supérieur étant ouvert, l'air atmosphérique s'échappe
» de l'appareil à mesure de l'arrivée du gaz sulfureux, et lorsque
» le dernier s'échappe aussi en abondance, on ferme le robinet pour
» s'opposer à sa déperdition.

» Pour obtenir le meilleur effet, j'emploie de préférence un appa-
» reil ainsi combiné. Voir la section verticale, fig. I, et le plan
» fig. II du dessin.

» Une caisse étanche *a*, dans laquelle est placé horizontale-
» ment un appareil B, porteur de cases C, dans chacune des-
» quelles est une mèche D soufrée ; l'appareil à compartiments
» monté sur l'arbre vertical L est susceptible d'un mouvement de
» rotation réglé de telle sorte que chaque tour le fasse avancer de
» la valeur d'une case au moyen de l'arbre E et des roues K K et
» de l'encliquetage P.

» Chacune des mèches soufrées est garnie de matières in-
» flammables par le frottement, et lorsqu'on dispose sur un point
» de l'appareil un frottoir F, contre lequel la mèche doit néces-
» sairement venir passer à chaque avancement rotatif de l'appareil,
» une mèche s'enflamme dans sa case correspondante et fournit
» l'acide sulfureux nécessaire à la conservation des matières or-
» ganiques contenues dans la caisse étanche ; lorsque cette mèche
» est brûlée, on donne un nouveau mouvement par suite duquel
» une autre case se présente et une autre mèche s'enflamme, et
» ainsi de suite pour toutes les cases qui constituent l'appareil.

» L'organe E destiné à fournir la rotation de l'appareil est placé
» en dehors de la caisse et peut se mouvoir manuellement ou
» mécaniquement ; un robinet supérieur G sert à l'expulsion de
» l'air, et un orifice inférieur H sert à l'introduction de l'air na-
» turel ou forcé, comme je l'ai indiqué plus haut.

» Un appareil à compartiments de même système peut être subs-
» titué au premier, lorsque les mèches de celui-ci sont épuisées.
» Les dimensions sont variables ; l'appareil indiqué sur le dessin
» est la moitié d'un appareil portatif destiné pour intérieur de mai-
» son, restaurants, etc.

» *Les substances doivent demeurer ainsi plongées dans un mi-*

» *lieu de gaz acide sulfureux, d'autant plus longtemps que leur* » *volume est plus considérable. Des morceaux du poids de 2 à* » *3 kilogrammes n'exigent que dix minutes, tandis que les* » *grosses pièces du poids d'environ 100 kilogrammes, réclament* » *un séjour de vingt à vingt-cinq minutes dans l'appareil.* Après » ce temps on sort les substances, que l'on a soin de placer à l'air » libre pour les laisser s'essorer et se raffermir un peu.

» Dans cet état, les substances sont propres à recevoir le com- » plément de leur préparation, qui consiste à les revêtir d'une » couche d'enduit qui doit les abriter du contact de l'air. Cet en- » duit s'applique légèrement en une couche extrêmement mince, » à l'aide d'un pinceau, sur toutes les parties, particulièrement » avec plus de soin sur celles qui ont subi l'action de l'instru- » ment tranchant ou qui présentent des cavités. Cet enduit se » compose avec *un kilogramme d'albumine animale telle qu'on la* » *trouve dans le commerce que l'on fait dissoudre à une douce* » *température dans un litre de forte décoction de racines de gui-* » *mauve, additionnée d'un peu de mélasse de canne.* Dans cet état, » cet enduit a la consistance d'une peinture ordinaire et s'applique » au pinceau avec une grande facilité. Sa dessiccation à l'air libre » est rapide et ne laisse aucune odeur ni saveur désagréables.

» Dès que l'enduit est parfaitement sec, les substances peuvent » être mises en magasin ou expédiées, n'ayant plus à redouter l'ac- » tion de l'air. Pour les garder en magasin, on peut les suspendre » à l'air libre avec ou sans enveloppe, ou les enfermer dans des » caisses ou barils. *Après plusieurs mois*, les viandes ainsi traitées » peuvent être appliquées à tous les besoins de l'art culinaire; » *elles possèdent toutes les qualités de fraîcheur et de bonté,* » *comme si elles sortaient à l'instant même des mains du boucher.*

» Le même traitement s'applique avec un égal succès au gibier, » volaille avec ou sans plumes, aux poissons, aux fruits, légumes » et à tous les végétaux.

» J'ai emprunté au domaine public l'usage du gaz acide sulfu- » reux, dont les propriétés sont appliquées en industrie, de temps » immémorial, mais en lui donnant une application nouvelle *par* » *la simultanéité d'un nouveau moyen. L'expérience m'a démon-*

» *tré que le gaz acide sulfureux seul présente de graves incon-*
» *vénients; à faible dose, il est impuissant : appliqué trop long-*
» *temps, son action est nuisible.* Le tissu adipeux qui en est impré-
» gné rancit, se décompose et tombe en poussière. *Je ne reven-*
» *dique donc pas d'une manière absolue l'emploi de l'acide sulfu-*
» *reux appliqué seul à la conservation des substances organiques;*
» mais ce que je réclame comme ma propriété exclusive, c'est :

» 1° L'emploi successif combiné de l'acide sulfureux et d'un
» enduit décrit dans ce mémoire;

» 2° La préparation et l'emploi de cet enduit également indiqué
» dans ma spécification;

» 3° L'appareil spécial à casier et à mèche soufrée que j'ai dé-
» crit, pour obtenir le gaz acide sulfureux économiquement et
» d'une manière appropriée à la conservation des substances orga-
» niques;

» 4° Le nouveau produit que je réalise, à savoir : des subs-
» tances animales ou végétales pouvant se conserver *indéfiniment,*
» *sans altération aucune, par l'emploi successif et combiné de l'a-*
» *cide sulfureux et d'un enduit particulier.*

» Pour obtenir un transport facile, je place les matières prépa-
» rées dans des barils dans lesquels je coule du suif ou de la graisse
» à une basse température, pour ne pas provoquer la fermentation.
» J'ai alors une masse à transporter sur laquelle les cahots n'ont
» aucun effet sur les matières à conserver. »

MÉMOIRE DESCRIPTIF

D'un certificat d'addition au brevet d'invention de 15 ans, en date du 28 juin 1855, pour des perfectionnements aux procédés de conservation des substances alimentaires, par M. ROBERT (Clément).

« L'addition que je viens déposer aujourd'hui a pour objet de
» résumer toutes les études que j'ai faites pendant la première
» année de mon privilége, et d'indiquer comment, *l'expérience*
» *ayant confirmé mes prévisions, je puis maintenant indiquer le*
» *principe de mon procédé et la raison de son succès.*

» Au moment où j'ai commencé mes expériences, on avait déjà

» fait de nombreux essais pour la conservation des substances ali-
» mentaires, même en employant l'acide sulfureux. Mais jusqu'a-
» lors les matières à conserver avaient contracté dans ce cas le
» goût caractéristique du gaz sulfureux, et, généralement, *les*
» *viandes qui s'étaient conservées avaient été considérablement*
» *altérées par l'emploi de ce moyen, auquel on avait dû renoncer*
» *en pratique.*

» *Mon système repose sur l'emploi direct du gaz sulfureux,*
» *pendant un temps relativement très-court, de manière à ne pas*
» *concentrer l'action du gaz sur la substance à conserver. Par*
» *suite, le gaz ne se transforme plus en acide sulfurique sous*
» *l'action de l'eau, de l'air ou des viandes, ce qui arrivait forcé-*
» *ment lorsqu'on employait le gaz sulfureux en excès et pendant*
» *une certaine durée.*

» La concentration du gaz développant dans ce cas son action
» chimique.

» L'expérience m'a démontré qu'au lieu d'employer l'acide sul-
» fureux *comme précédemment*, il fallait l'utiliser de manière à
» *envelopper* seulement la partie extérieure des viandes, c'est-à-
» dire *en petite quantité et pendant un temps relativement court,*
» *soit de quinze, vingt ou vingt-cinq minutes, selon la grosseur des*
» *viandes;* de cette manière, le gaz sulfureux n'agit qu'en vertu
» de ses propriétés physiques.

» Il résulte de là que le gaz sulfureux, au lieu d'opérer comme
» agent chimique de décomposition, agit en vertu de ses proprié-
» tés physiques, ce que démontre le fait suivant, à savoir : qu'*au*
» *bout de quelques jours les viandes toujours en parfait état ont*
» *besoin de repasser à l'action du gaz conservateur; il y a donc*
» *eu évaporation, enlèvement et déplacement du gaz par l'air at-*
» *mosphérique.*

» Pour éviter cet effet, je puis disposer autour de la viande
» *une enveloppe quelconque, telle que vernis, gélatine, albumine,*
» *collodion, etc.*

» De cette manière *j'empêche d'une part la pénétration de*
» *l'air jusqu'à la viande; d'autre part la déperdition du*
» *fluide conservateur, et enfin je ne laisse agir sur la substance*

» *à conserver que la couche légère du gaz sulfureux qui peut se* » *trouver comprise entre le vernis conservateur et les couches su-* » *périeures de la viande.*

» Cette couche légère ne peut, par suite de sa faible quantité, » laisser un mauvais goût à la viande, *qu'elle ne pénètre pas* et » dont elle bouche seulement les pores extérieurs, et *lorsque l'on* » *enlève le vernis*, le gaz s'échappe à la cuisson sans avoir altéré » les fibres alimentaires.

» Nous voudrions faire saisir ici une nuance importante dont » voici l'objet :

» En chimie, un réactif mis en présence de plusieurs éléments » étrangers pour lesquels il éprouve des affinités diverses, se » combine avec les uns avant les autres, de telle sorte que, suivant » la quantité employée, il laisse certains éléments intacts, ou les » attaque. Eh bien, nous supposons qu'un fait semblable doit avoir » lieu, puisque l'expérience nous prouve *qu'en faible quantité et* » *pendant un laps de temps relativement court, le gaz sulfureux* » *conserve les substances, tandis que la prolongation de l'action* » *détruit ces mêmes substances, en partie du moins, et ne conserve* » *plus que des matières avariées.*

» Notre procédé présente, par suite de ses applications diver- » ses, trois cas distincts pour les moyens de conservation indiqués » dans notre brevet principal.

» 1° Lorsqu'on veut conserver les viandes pendant quelques » jours seulement, ce qui est le cas des bouchers, restaurants et » ménages, etc., il suffit d'appliquer la première partie de notre » procédé, consistant à soumettre les viandes pendant *dix*, *quinze*, » *vingt* ou *vingt-cinq* minutes à l'action du gaz sulfureux dans mon » appareil, semblable à celui que nous avons déjà indiqué et dont » nous reproduisons un modèle perfectionné.

» 2° Lorsqu'on veut conserver les viandes pendant un temps » *jusqu'à présent indéterminé*, *mais sans transport*, il faut, dans ce » cas, faire subir aux viandes l'action du gaz sulfureux, puis re- » couvrir *d'un vernis quelconque* la substance à conserver, *entou-* » *rée d'une légère couche de gaz conservateur.*

» Nous ferons remarquer ici que l'on peut, dans ce système,

» *substituer au gaz sulfureux un autre gaz*, tel que le *deutoxide* » *d'azote, l'acide carbonique*, etc., etc., qui serait *concentré en* » *une couche légère par un vernis* autour de la substance à con- » server.

» 3° Enfin lorsque l'on veut pouvoir transporter les substances » conservées, il faut les embariller avec du suif ou de la graisse, » *qui remplacent le vernis*, ou servent purement et simplement » comme agent préservateur du choc; le rôle du suif est donc » simple dans ce dernier cas et double dans le premier.

» L'appareil que j'emploie maintenant pour opérer la conserva- » tion des viandes se compose d'une boite ou caisse A, herméti- » quement close, surmontée d'une cheminée B pour l'écoulement » des vapeurs. Cette cheminée est munie d'un registre C que l'on » peut fermer à volonté. Un ventilateur D peut être mis en mouve- » ment au moyen de la manivelle extérieure E et de la commu- » nication de mouvement FF.

» Une claie G sépare l'appareil H qui porte les mèches sou- » frées I de la partie où sont placées les viandes.

» Au moyen d'une clef K que l'on peut tourner du dehors, on fait » à chaque tour avancer une mèche J qui rencontre le frottoir L, » s'allume et *fournit le gaz sulfureux juste nécessaire pour la* » *conservation des viandes que peut contenir la boîte A*.

» Lorsque le gaz remplit la boîte, ce que l'on peut examiner au » tube de sortie d'air, on ferme toute issue et on laisse les viandes, » pendant dix à douze minutes, soumises à l'action du gaz, puis » l'on ouvre l'entrée d'air M qui communique par une corde, un » ressort, ou autrement avec le registre C et le fait ouvrir; du » même coup on met en œuvre le ventilateur et aussitôt le gaz » sulfureux est chassé rapidement; on peut alors retirer les vian- » des, qui peuvent se conserver pendant *plusieurs jours* sans alté- » ration.

» La figure 1 du dessin annexé représente une coupe de l'appa- » reil et la figure 2, la même coupe de la partie inférieure sur » une plus grande échelle.

» La figure 3 montre le plan de la roue O, qui porte autant de » dents qu'il y a de mèches.

» La figure 4 est un détail à une grande échelle encore, d'une » case P portant une mèche soufrée.

» En résumé, je revendique, conformément à la loi, le privi- » lége exclusif :

» 1° De la *conservation momentanée* des viandes par leur sim- » ple exposition au gaz sulfureux employé en *quantité déterminée,* » *sans concentration*, pendant dix, quinze, vingt ou vingt-cinq » minutes, suivant la grosseur des morceaux ;

» 2° De la *conservation permanente*, en *l'enveloppant d'une cou-* » *che légère* de gaz sulfureux, azote, carbonique, etc., etc, de la » viande, et établissant cette couche légère dans les pores su- » perficiels de la viande, *sans concentration, au moyen d'une* » *couche de vernis*, collodion, suif, etc., etc. ;

» 3° De la conservation permanente avec transport par l'emploi » du moyen décrit plus haut, et en plus, l'emballage dans des » tonneaux où l'on coule du suif ou de la graisse ;

» 4° *L'emploi des mèches soufrées* pour obtenir le gaz sulfu- » reux, et la combinaison de mon appareil de conservation, tel » qu'il est plus haut décrit.

» Paris, 6 juin 1856.

» *Pour M.* ROBERT,

» LENORMAND. »

Le livre de M. Chevallier à la main, nous passerons d'abord rapidement en revue les travaux antérieurs sur la même question et à l'aide des mêmes éléments, travaux qui ont mis l'inventeur dans la nécessité d'entourer une idée déjà ancienne et malheureusement stérile jusqu'ici, d'une foule d'accessoires trompeurs.

Dès 1772, Priestley avait signalé les propriétés antiseptiques de l'azote ou deutoxide d'azote, et indiqué d'une manière générale possibilité d'appliquer cette propriété à la conservation des oiseaux, poissons, fruits, etc.

En 1813 (Voy. *Annales de chimie*, p. 330, t. LXXXVIII), Hildebrand constate les propriétés antiseptiques *du gaz acide sulfureux, du gaz acide fluorique, du gaz ammoniac*, etc. Ces expériences faites dans le laboratoire eurent, dit-il, un plein succès ; ce qu'il faut attribuer à ce qu'elles furent faites sur des morceaux de viande choisie et d'un faible volume.

Il y a loin de ces expériences purement scientifiques à une application industrielle ; toutefois elles furent le point de départ des essais tentés depuis, dans le but de trouver des moyens d'application ; mais le résultat de ces tentatives ne dépassa jamais celui qu'avait obtenu Hildebrand.

Parmi ces expériences, nous ne citerons que les principales.

En 1835, MM. Desbassayns de Richemont et Buret, guidés par les études de Priestley, prennent un brevet pour des procédés ayant pour objet la conservation des viandes crues, cuites ou demi-cuites, dans des *vases fermés hermétiquement*, et préparées à l'aide du deutoxide d'azote.

En 1839, M. Jourdan prend un brevet pour la conservation de la viande de boucherie, des fruits, etc. Son procédé consistait à les soumettre d'abord à un courant de *gaz acide sulfureux*, puis à une *fumigation résineuse*, et enfin à les entourer de glace.

En 1845, MM. Lemasson et Dupré communiquent à l'Académie des sciences (Voy. *le Technologiste*, t. VI, p. 312) un procédé pour la conservation des viandes ; il consistait à faire arriver *du gaz oxide de carbone seul ou combiné avec d'autres gaz* ou *essences* dans des *vases hermétiquement clos*, renfermant des substances à soumettre au procédé.

En février 1854, M. Lamy prend un brevet pour l'application à la conservation des substances animales et végétales, du *gaz acide sulfureux*, au moyen d'un appareil de production et de dégagement et par l'introduction du gaz dans une caisse à *deux orifices*, contenant les substances à conserver. Ces caisses *avec fermeture hermétique*.

Rapprochons cette analyse de la description générale du procédé Robert dans le brevet principal (voir page 35).

« Les substances à préserver étant convenablement disposées
» dans l'appareil, on y fait arriver, dans la partie inférieure, un
» courant de gaz acide sulfureux. Ce gaz s'obtient par les procédés
» connus, ou bien il est produit par la combustion d'une simple
» mèche soufrée, ou injectée dans l'appareil à l'aide d'un soufflet

» dont le vent traverse un foyer de soufre en ignition dans un vase » clos. Le robinet supérieur étant ouvert, l'air atmosphérique s'é- » chappe de l'appareil à mesure de l'arrivée du gaz sulfureux, et » lorsque le dernier s'échappe aussi en abondance, on ferme le » robinet pour s'opposer à sa déperdition. »

L'agent de conservation est le même, et le procédé d'application a tant d'analogie, que plus tard M. Robert jugea nécessaire d'apporter à son appareil des modifications dans le but de faire disparaître autant que possible cette similitude.

M. Figuier nous en fournit la preuve dans l'appréciation du procédé Lamy, qu'il fait en ces termes :

« Le procédé de conservation employé par M. Lamy avait » d'abord été tenu secret. L'inventeur a donné aujourd'hui con- » naissance de sa méthode, et voici en quoi elle consiste :

» Le gaz acide sulfureux est l'agent essentiel de la conservation. » La viande de boucherie est soumise, pendant un jour ou deux, à » l'action de ce gaz qui, agissant sans doute sur le ferment orga- » nique qui doit provoquer la putréfaction des matières animales, » altère ou détruit ce ferment, ainsi qu'il agit sur celui du jus de » raisin, dont il paralyse ou suspend l'action. Quoi qu'il en soit, les » viandes qui ont séjourné quelques jours dans une atmosphère » chargée de gaz acide sulfureux, résistent ensuite à la putréfac- » tion. Selon l'inventeur, l'emploi de l'acide sulfureux suffit pour » assurer, à lui seul, la conservation des viandes, qu'il importe » seulement, après l'opération, de préserver de la dessiccation, en » les plaçant dans une boîte fermée ; mais pour d'autres substan- » ces, telles que le gibier, les fruits et les légumes, il faut com- » pléter cette première opération en maintenant la matière dans » une atmosphère privée d'oxygène. A cet effet, M. Lamy place les » fruits, le gibier, etc., dans des boîtes bien closes où l'on a disposé, » par avance, certains sels avides d'oxygène, et particulièrement » du sulfate de protoxyde de fer. Ces sels s'emparant de l'oxygène » de l'air contenu dans la boîte, empêchent le développement de » la putréfaction. Nous n'hésitons pas à porter un jugement défa- » vorable sur le procédé de M. Lamy. En premier lieu, *il est im-* » *possible que le gaz sulfureux puisse pénétrer à travers toute la*

» *masse musculaire de la viande, de manière à agir sur toutes ses*
» *parties internes; la précaution commandée par l'inventeur de*
» *prolonger le séjour de la viande dans le gaz pendant un ou deux*
» *jours, montre combien cette pénétration du gaz antiseptique est*
» *difficile.* Lorsqu'on fait brûler dans un tonneau une mèche sou-
» frée pour pratiquer le *mutisme*, c'est-à-dire pour prévenir l'alté-
» ration des vins en détruisant ou modifiant le ferment qui provo-
» que cette altération, on se propose seulement de remplir le
» tonneau d'acide sulfureux qui sera ensuite facilement absorbé
» par le vin, en raison de la solubilité de ce gaz. Mais l'acide sul-
» fureux mis, de la même manière, en contact avec de la viande,
» ne peut en atteindre que la surface, de telle sorte que *le centre*
» *des tissus qui ne s'est point trouvé en contact avec le gaz anti-*
» *septique, ne tarde pas à se putréfier, ce qui est arrivé dans*
» *des expériences que diverses personnes ont entreprises pour s'as-*
» *surer de l'efficacité de ce nouveau procédé de conservation.*

» Il est reconnu, en outre, que les viandes conservées par
» l'acide sulfureux sont d'une saveur détestable, et ne pourraient
» servir à l'alimentation. Ce résultat était peut-être facile à pré-
» voir, car l'acide sulfureux ne peut manquer d'agir chimique-
» ment sur les matières organiques avec lesquelles il est mis en
» contact.

» Tous les chimistes savent que les fleurs et les diverses par-
» ties végétales, plongées dans le gaz sulfureux, sont décolorées,
» altérées dans leur composition intime. Ce serait donc offenser
» les règles de l'hygiène que de songer à soumettre une substance
» destinée à servir d'aliment, à l'action d'un agent chimique, qui
» doit nécessairement en provoquer l'altération.

» Disons enfin, que la nécessité prescrite par l'inventeur, de
» maintenir les produits traités par l'acide sulfureux dans une
» atmosphère exempte d'oxygène, est presque irréalisable dans la
» pratique. Ce dernier moyen revient évidemment au procédé
» Appert, mais il n'en a ni la certitude, ni la simplicité.

» L'essai de M. Lamy pour la conservation des produits alimen-
» taires, bien que fondée sur des principes scientifiques irrépro-
» chables, nous paraît donc tout à fait sans avenir. »

Le certificat d'addition de M. Robert annonce comme un perfectionnement, que le gaz est produit dans la caisse même où sont placées les viandes ou autres substances à soumettre au procédé, sans expliquer l'avantage qui doit résulter pour l'opération, de cette innovation.

La nouvelle disposition nous semble, au contraire, entachée d'un vice radical, en ce sens, que plus l'appareil contient de viande à préparer, moins il reste d'air atmosphérique, et, par conséquent, moins il y a d'oxygène pour favoriser la combustion des mèches soufrées; d'où il résulte que *la production du gaz est en raison inverse de la quantité que les substances à préparer en doivent absorber*.

A ce point de vue, le producteur séparé est évidemment préférable. Nous reviendrons sur ce sujet.

Nous nous bornons en ce moment à constater que la seule nécessité de donner une autre forme à l'appareil a motivé cette combinaison illogique.

Cela est si vrai, qu'on ne s'est pas aperçu que ce système allait rendre impossible la définition de ce qu'on entend par *conservation momentanée*, qu'on revendique, et par l'emploi du gaz sulfureux en *quantité déterminée sans concentration.*

Où et comment cette quantité de gaz est-elle déterminée? Il était pourtant indispensable de le dire ; de même qu'il fallait indiquer la quantité de viande pouvant être soumise à l'action du gaz proportionnellement à la dimension de l'appareil; mais cette difficulté est insurmontable dans ce système, puisque, nous l'avons vu, *la production du gaz est en raison inverse de la quantité de viande à préparer.*

Enfin, le certificat d'addition dit que la *conservation momentanée* (restée sans définition) s'obtient au moyen d'une simple fumigation *au gaz sulfureux seul.*

On a abandonné l'emploi de *l'enduit*, réservé pour la *conservation permanente,* sans indiquer toutefois la limite qui sépare la conservation momentanée de la conservation permanente.

Mais continuons, et voyons si l'enduit, même combiné avec la fumigation, peut être la base d'un procédé nouveau.

Le 22 juin 1854, M. Esquiron prend un brevet pour la conservation, au moyen *de l'air chaud* et de l'application d'une couche *de gélatine aromatisée* ou *d'un vernis quelconque*, soit à l'essence, à l'alcool, etc.

Le 19 août 1854, MM. Delabarre et Bonnet prennent un brevet qui est une variante du précédent. *Dessiccation* et *vernis* composé de suc de viande, albumine et alcool.

Le 5 octobre 1854, M. Souverain prend un brevet pour un vernis seul, composé de gélatine, d'un corps gras et d'un sel de fer.

Le 5 janvier 1855, M. Marle prend un brevet pour la conservation de la viande au moyen d'une gelée préparée à l'aide des parties tendineuses des animaux, qu'on fait bouillir ; on y ajoute de la myrrhe, de la gomme arabique, de l'eau-de-vie.

Voilà bien des inventeurs qui ont le droit de réclamer la priorité de l'emploi de l'enveloppe gélatineuse, car les éléments de toutes ces préparations sont les mêmes ; dans toutes on retrouve la *gélatine*, l'*albumine*, le *collodion*, la *myrrhe*, la *mélasse*, enfin un *vernis quelconque*, comme le disent les brevets.

Vainement on prétendrait que l'invention de Robert repose sur la combinaison des deux moyens, savoir : la fumigation au gaz sulfureux et l'enduit. Si les inventeurs que nous venons de citer y avaient un intérêt quelconque, ils viendraient démontrer que, de l'aveu de Robert, la fumigation est insuffisante, que tout son procédé repose sur l'enduit et qu'il n'emploie la fumigation sulfureuse que pour masquer la contrefaçon.

Mais un tel danger n'est pas à redouter. La question de tous les enduits gélatineux est jugée depuis longtemps, ainsi qu'on peut le voir par l'extrait suivant du compte rendu de l'exposition universelle de 1855, publié dans *la Presse* par M. Figuier.

« On sait que le procédé qui a été mis en usage par la Société
» générale de conservation des viandes consiste à envelopper des
» quartiers de viande crue d'une couche épaisse d'une sorte de
» gelée, obtenue en soumettant à une longue ébullition certaines
» parties de l'animal. Il y a déjà longtemps que l'on a essayé
» de conserver les viandes en les préservant de l'action de l'air
» par une enveloppe ou enduit imperméable qui les préserve de

» l'influence de l'oxygène atmosphérique. Le chimiste Darcet et » quelques autres expérimentateurs étaient parvenus à garantir les » viandes d'altération pendant quelques semaines, en les recou- » vrant d'une couche de gélatine épaisse de 3 ou 4 centimètres et à » peu près imperméable à l'air. Dans le nouveau procédé, on ne fait » pas usage, pour enrouler les viandes, de gélatine proprement dite, » mais d'une gelée préparée sur les lieux mêmes, et que l'on ob- » tient en faisant bouillir longtemps les parties tendineuses du » bœuf. Cette dissolution fournit par l'évaporation et le refroidisse- » ment une gelée translucide. C'est avec ce produit gélatineux que » l'on enveloppe les viandes pour les conserver.

» Placées dans ces conditions, c'est-à-dire recouvertes d'un en- » duit solide, les viandes semblent devoir demeurer à l'abri de la » décomposition putride ; mais l'on n'a pas assez prévu que la plus » faible altération survenue dans cette enveloppe doit nécessaire- » ment exposer le contenu à l'influence de l'air. L'action d'un corps » anguleux, dur, un frottement un peu rude déterminent dans » l'enveloppe organique une solution de continuité. Quelques » gouttes d'eau peuvent provoquer la moisissure de la gélatine. » Toutes ces causes d'altération, si fréquentes durant les voyages » et les transports, mettent à nu la chair musculaire et en déter- » minent par conséquent la prompte putréfaction.

» Conservée sous cette enveloppe, la viande est loin d'ailleurs » de s'y maintenir fraîche, ainsi qu'on l'a si souvent annoncé. » M. Poggiale, professeur de chimie au Val-de-Grâce, a constaté » que les sucs séreux de la viande filtrent à travers cette sorte de » gangue gélatineuse, et que celle-ci, une fois humectée, se résout » en un déliquium dégoûtant.

» *Il était peu rationnel de vouloir conserver une matière animale » putrescible à l'aide d'une autre matière organique putrescible » elle-même*, et l'expérience a montré combien étaient réelles ces » craintes fondées sur une prévision théorique. Sur le bruit des » résultats avantageux obtenus par la Société de conservation qui » nous occupe, et d'après les annonces répétées des succès pro- » clamés par les journaux, l'administration de la guerre et celle » de la marine ont voulu soumettre à une expérience positive les

» viandes conservées par la gélatine. On a donc renfermé dans des » caisses une provision de viandes préparées sous les yeux du re- » présentant de cette entreprise. On a laissé une partie de ces » caisses dans des magasins entretenus à une douce température » par le voisinage des fours de la boulangerie militaire ; le reste » a été chargé à bord d'un navire qui se rendait à Constantinople. » Au retour du vaisseau, on réunit tous ces échantillons, afin de » procéder à l'examen définitif.

» Mais, nous dit M. Payen, dans un article publié le 15 novem- » bre 1855, dans la *Revue des Deux-Mondes*, cet examen fut en » quelque sorte rendu inutile, car dès avant l'ouverture des caisses, » *le résultat non douteux de l'expérience se manifestait à distance* » *de chacune d'elles par des émanations nauséabondes sur les-* » *quelles il était impossible de se méprendre.* »

Du reste, M. Robert ni ses cessionnaires n'ont jamais fait usage *ni d'un enduit ni d'un vernis quelconque*, pas plus qu'ils n'ont fait usage du mécanisme pour faire manœuvrer les mèches soufrées, à l'intérieur de l'appareil. M. Chevallier sait bien qu'il n'a jamais été question de rien de semblable dans les expériences faites pour lui ou par lui. Non, dans la pensée de l'inventeur, toute l'invention résidait dans l'emploi du gaz acide sulfureux. Il ignorait les essais antérieurs aux siens. Ses expériences furent inspirées par la lecture d'un article du *Moniteur industriel* du 12 janvier 1854, que nous avons reproduit page 23.

A la fin de 1856, des négociations avaient été entamées avec M. Rimmel, de Londres, pour la vente ou l'exploitation de la patente anglaise. M. Rimmel renonça à ce projet, malgré l'assurance de M. Armengaud, qui affirmait que la patente était valable.

M. Rimmel écrivait, le 29 décembre 1856 :

« Je n'ai pas la prétention d'élever une opinion à côté de celle » d'un homme aussi compétent que M. Armengaud, mais je vous » ferai observer qu'il ne s'occupe que de la question du brevet » (Hands) (1), question à mes yeux beaucoup moins grave que celle » de savoir si votre brevet peut être *exploité et protégé en employant*

(1) Brevet similaire.

» *l'acide sulfureux seul. Vous m'envoyez, il est vrai, le texte d'un*
» *nouveau brevet que vous voulez prendre. Ce serait parfait, si*
» *ces explications avaient été données à la prise du premier. Mais*
» *je suis parfaitement convaincu que tout ce que vous pourrez faire*
» *maintenant ne pourra vous donner un droit auquel vous avez re-*
» *noncé vous-même volontairement, dans votre premier brevet.* »

Cette lettre, communiquée à M. Armengaud, donna lieu à une réponse, le 12 janvier 1857. Nous en extrayons les passages suivants :

« Par suite d'une revendication déjà faite de l'emploi du gaz
» sulfureux pour la conservation des substances alimentaires, on a
» dû *s'attacher à donner un caractère de validité à la patente*
» *Robert.* »

On a dû alors glisser sur l'emploi du gaz acide sulfureux seul, et développer au contraire les particularités distinctives de ce procédé ; c'est ainsi que la spécification précise bien « *la préparation*
» *des substances sans aucun contact, l'herméticité de la boîte qui*
» *les renferme, l'emploi de mèches soufrées, les robinets de déga-*
» *gement et la ventilation, enfin la courte durée de l'opération.*

» Puis, pour mieux s'éloigner encore des faits existants, on s'est
» placé *dans le cas d'une conservation permanente assez longue et*
» *on a fait, de l'enduit, une partie intégrante du procédé;* enfin on
» a *supposé l'exportation, et alors la spécification prévoit l'embal-*
» *lage.* »

On voit avec quel soin tout cet échafaudage a été dressé. De l'accessoire on a été forcé de faire le principal. Ainsi voilà un brevet qui repose sur :

1° La suspension des substances sans aucun contact, comme s'il n'était pas dans la nature de la fumigation que la surface des corps qui y sont soumis, soit disposée de manière à être entièrement en contact avec le gaz ;

2° L'herméticité de la boîte. Mais il n'est pas un seul procédé dans lequel on ne la recommande, et cela semble même superflu. Il faudrait au moins indiquer des moyens particuliers de l'obtenir ;

3° L'emploi des mèches soufrées. Ces mèches sont connues dans le commerce et employées aussi dans le but de produire du gaz sulfureux.

On a si bien senti le peu de solidité de cet édifice, que tous les soins ont été pris pour déguiser aux yeux du public la nature de ces mèches, leur véritable composition (1) ;

4° Les robinets de dégagement et la ventilation. En quoi ces derniers éléments de la patente participent-ils au succès des opérations ?

5° La courte durée de l'opération. Comment la durée d'une fumigation peut-elle constituer une invention ? Cependant, nous l'avouons, cette durée serait à nos yeux le meilleur, le seul argument sérieux du procédé, si cette durée était définie, si l'on pouvait dire : la viande préparée ainsi se conserve dans des conditions que personne n'a pu obtenir jusqu'ici, précisément parce que l'opération ne dure que 10, 15, 20 ou 25 minutes. Mais il aurait fallu pour cela définir la *conservation momentanée* et la *quantité déterminée de gaz* à employer avec telle ou telle quantité de viande, et surtout indiquer le moyen d'alimenter la combustion des mèches par l'air atmosphérique, en supposant l'herméticité de l'appareil et l'insuffisance possible et souvent probable de l'oxygène y contenu. Mais la description vague, incomplète, insuffisante, démontre de reste qu'on ne s'est rendu compte de rien. *Et M. Chevallier a pu dire avec raison qu'il restait à examiner la question de la dimension des morceaux à préparer.*

---

(1) Voici l'extrait d'une lettre écrite de Marseille par M. Tison à ses associés, à la date du 11 juillet 1856, c'est-à-dire postérieurement au certificat d'addition, qui est du 6 juin de la même année.

«.....J'ai omis, avant mon départ, de recommander à Robert de faire quelques mèches dont la dimension devra être calculée selon celle de la petite boîte que vous devez envoyer à M. Vernois.

» Recommandez-lui bien d'y introduire un peu de gomme laque ; cette recommandation est celle de M. Vernois lui-même. Il est très-important, m'a-t-il dit en même temps, en présence de Hubert, de déclarer les choses exactement. Aussi ai-je regretté de ne pas l'avoir informé que dans les mèches vertes, il y avait un peu de sulfate de fer ; il est vrai que le motif qui m'en a empêché est dû à l'intention que nous avons de ne pas continuer de les faire ainsi, etc.

» *Signé* : J. TISON. »

MM. Garnier frères, Faucheux, Tison et Ce, n'ayant pu résoudre ces questions ardues, n'ont plus eu qu'un but, celui de faire croire à une invention qui n'existait pas. — Elle n'existait pas, parce que les moyens employés étaient du domaine public, et parce que ces moyens connus ne sont pas devenus plus efficaces entre les mains de MM. Garnier frères qu'entre celles de leurs devanciers.

L'emballage dans des tonneaux dont on comble les vides en y coulant du suif ou de la graisse est le 3e point sur lequel s'appuie le procédé.

C'est encore là un emprunt fait à un autre système de préparation et qui ne peut rien ajouter aux deux autres. Cette manière de conserver la viande est même employée dans les ménages depuis un temps immémorial.

On lit dans l'*Essai sur la préparation, la conservation, la désinfection des substances alimentaires, par J.-B. Fournier*, 1818, *page* 125 :

« Les uns emploient le beurre fondu, d'autres l'huile d'olive, » dans les pays où ces substances sont communes, d'autres enfin » font servir au même usage la graisse de porc ou celle d'oie. » Comme ces procédés sont semblables, nous allons décrire seule- » ment le premier.

» On donne à la viande, coupée par morceaux, un quart de » cuisson dans du beurre fondu ; on ne sale, on ne les assaisonne » que comme pour l'usage journalier : après les avoir laissé refroi- » dir, on les arrange dans des jarres de terre vernissée, et on y » verse dessus le beurre fondu, de manière que toute la viande » en soit noyée et couverte de deux travers de doigt : on a soin, » chaque fois qu'on en tire un morceau de viande, que le reste » soit bien couvert de beurre; on ferme exactement les vases, » pour empêcher autant qu'il est possible le contact de l'air (1). »

(1) M. Chevallier indique le même procédé (voir la note, page 45 de son livre). On dit que les mahométans conservent saine et fraîche pendant plusieurs mois, par le procédé suivant, la viande que l'on embarque pour l'usage des marins qui font des voyages de long cours. On donne à cette viande un quart de cuisson dans de bon beurre fondu, sans la saler ni la poivrer plus qu'à l'ordinaire : on la laisse bien refroidir en la garantissant des mouches ; puis on la

Ce dernier moyen, pas plus que les précédents, n'a jamais été employé par MM. Garnier frères, Faucheux, Tison et Ce.

Le seul but, nous le répétons, a été de faire croire à des combinaisons résultant de beaucoup de science ou d'expérience; d'effrayer ceux à qui il pourrait venir à l'esprit d'élever une entreprise rivale, et de les arrêter par la crainte de procès en contrefaçon. Cela est tellement vrai, que depuis peu de temps seulement les tribunaux ont cessé de retentir d'un procès intenté par les propriétaires du brevet Robert, à divers industriels qu'ils ont fait saisir sous prétexte de contrefaçon. Ils ont fait durer ce procès quinze ou dix-huit mois, et finalement ils se sont désistés, non sans payer les frais et des dommages-intérêts aux défendeurs.

Disons en passant que le procès a été fait par MM. Garnier frères, Faucheux, Tison et Ce, au nom du sieur Robert, inventeur, qu'ils ont laissé poursuivre pour le paiement des condamnations encourues, et qui aujourd'hui les poursuit à son tour, dans le but d'obtenir le remboursement desdites sommes.

M. Chevallier, nous le savons, dit lui-même que l'agent conservateur est dans le domaine public; il cite Braconnot, Davy et une foule d'autres, pour le démontrer.

Il faudrait donc conclure de là que ce n'est pas l'agent de conservation qui constitue le procédé nouveau, mais le moyen de l'employer; c'est-à-dire que le procédé Robert résiderait plus particulièrement dans l'appareil.

Examinons encore ce côté de la question :

On comprendrait en effet que l'inventeur, prenant dans le domaine public un agent tel que le gaz acide sulfureux ou tout autre, parvînt néanmoins à créer un produit nouveau, par la manière dont il en ferait usage; et, dans ce cas, l'appareil constituerait son invention.

---

met dans des jarres de terre, ensuite on verse par-dessus du beurre fondu, qui recouvre la viande; on ferme ensuite les vases; lorsqu'on prend de la viande, on a soin de refermer les vases.

En 1772, M. R., ancien capitaine d'infanterie, proposait l'emploi de l'huile d'olive pour la conservation de la viande fraîche.

On a vu la description de l'appareil, page 35.

Il nous serait facile de démontrer que, dans l'espèce, il fallait entrer dans quelques détails sur les moyens à employer dans le but d'obtenir la complète herméticité, selon la nature des matériaux employés. On répondrait en vain que tous les mécaniciens, tous les constructeurs, connaissent ces moyens. L'expérience a prouvé qu'il est difficile d'obtenir l'herméticité complète, surtout avec des appareils qui ont souvent à supporter un degré de chaleur assez élevé.

Mais ne nous arrêtons pas à ce détail et voyons le reste du procédé.

Après avoir lu bien attentivement tout ce qui est relatif à la forme de l'appareil, et au mécanisme destiné aux mèches, mécanisme dont on ne fait pas usage, nous l'avons dit, on reste de plus en plus convaincu que les restrictions énoncées par M. Chevallier non-seulement sont justes, mais encore qu'elles sont insuffisantes.

En effet, ces restrictions portent sur des faits généraux, qui exigent une étude sérieuse, et cette étude ne peut être faite que par un esprit exercé ; mais, indépendamment de ces questions générales, voici d'autres questions de détail dont le Mémoire ne parle pas et dont la solution est indispensable à la description raisonnée du procédé. Ainsi :

1° Quelle quantité de soufre doit entrer dans la composition de chaque mèche ?

2° Quelle est la matière qui, avec le soufre, constitue la mèche?

3° Quelle est la quantité de mèches nécessaire à une opération proportionnellement à la dimension de l'appareil et de la quantité de viande ou autres substances?

4° Quelle quantité de viande peut être soumise à l'action du procédé à chaque opération et proportionnellement à la dimension de l'appareil ?

(Observons, en passant, que le mémoire descriptif laisse supposer que l'appareil peut être rempli de viande, et que la mèche, dont on ne dit pas la composition, doit produire le résultat *dans tous les cas.*)

5° Par quel moyen procure-t-on aux mèches soufrées l'air atmosphérique, c'est-à-dire l'oxygène nécessaire à leur combustion ?

Veut-on voir d'autres preuves que le procédé ne repose sur rien de sérieux, que tout y est obscurité, contradiction, comme il arrive inévitablement dans tout problème dont on n'a pas trouvé la solution ?

Qu'on lise les deux mémoires descriptifs, qu'on les compare, et on reconnaîtra ceci :

L'expérience avait d'abord démontré que le gaz acide sulfureux *seul*, à *faible dose*, *était impuissant*. Un an plus tard, le gaz acide sulfureux devient la base d'un système dans lequel on ne doit l'employer que pendant un temps *relativement très-court*, afin de ne pas concentrer son action sur la substance à conserver. C'était le cas, ou jamais, d'indiquer dans quelle proportion ce gaz doit être administré.

Car cette proportion, cette dose, n'étant pas connue, on est exposé à voir le *gaz acide sulfureux se transformer forcément en acide sulfurique sous l'action de l'eau, de l'air ou des viandes*, lorsqu'on l'emploie en excès et pendant une certaine durée.

Mais voici qui est encore plus fort (page 39) :

Au bout de quelques jours, les viandes, toujours en parfait état de conservation, ont besoin de repasser à l'action du gaz conservateur.

Ainsi, voilà des viandes en parfait état de conservation, mais elles éprouvent un besoin de gaz sulfureux ; comment les satisfaire? comment, surtout, apprécier le moment propice? à quels signes pourra-t-on le reconnaître? car, si la dose est trop forte, les viandes sont perdues. Il était donc nécessaire de dire après combien de jours *les viandes, toujours en parfait état*, auront néanmoins besoin de repasser à l'action du gaz conservateur.

Ah ! M. Chevallier était loin de se douter, n'est-il pas vrai, de tout ce que le procédé qu'il couvre de l'autorité de son nom et de son savoir, renferme d'admirable, de merveilleux !

Mais, puisque nous sommes en si bon chemin, allons jusqu'au bout.

Nous avons encore à examiner les résultats annoncés par le mémoire descriptif et comment on procède pour les obtenir. Le lecteur en peut lire les détails page 35 et suivantes.

Nous avons déjà fait observer qu'après une année d'expériences, on a reconnu qu'il ne fallait pas laisser trop longtemps la viande en contact avec le gaz acide sulfureux ; mais, par la lecture des pages du mémoire descriptif que nous venons d'indiquer, on voit que l'action du gaz acide sulfureux doit, d'après l'inventeur, se produire à la superficie de la viande; que celle-ci doit en recevoir seulement *une couche légère*, et que cependant *les morceaux doivent demeurer plongés dans le milieu du gaz acide sulfureux d'autant plus longtemps que leur volume est plus considérable.*

Or, si la durée de l'opération doit en effet être proportionnée à la dimension des morceaux, c'est probablement afin de laisser au gaz le temps de les pénétrer, et, dans ce cas, comment expliquer le succès d'une opération à l'aide d'une *couche légère*, et surtout, comment calculer le temps qu'il faudra pour préparer chaque morceau en raison de sa dimension?

Si, au contraire, une *couche légère* suffit, il paraît inutile de tenir compte du volum edes morceaux, lors de leur préparation; car, quel que soit ce volume, le gaz au milieu duquel il est plongé agira en même temps et de la même manière sur toutes les parties de la surface.

Des deux systèmes, quel est le bon?

Ainsi non-seulement le mémoire ne contient pas une idée nouvelle, mais tout y est confus, contradictoire, incomplet ; souvent, parce qu'un problème n'a pas encore été résolu et qu'on ne veut pas l'avouer ; quelquefois sciemment, avec la pensée qu'on va celer quelque chose d'essentiel au succès du procédé, ainsi que nous l'avons prouvé en ce qui concerne les mèches.

Mais si le mémoire descriptif ne résiste pas à l'examen, le procédé ne résiste pas davantage à l'expérimentation ; on l'a déjà vu.

Le procédé industriel n'existe pas. Une exploitation quelconque ayant pour objet la préparation des viandes par ce procédé, est radicalement impossible, même dans les limites restreintes où M. Chevallier affirme qu'elle est praticable. Nous ajouterons que si l'exploitation supposée possible par M. Chevallier l'était réellement, toute autre le serait également. Nous allons le prouver :

Les fumigations au gaz acide sulfureux ne peuvent être utilement appliquées qu'à des morceaux de viande de très-petite dimension, sans épaisseur, et dans des conditions particulières de préparation antérieure à la fumigation.

Plus les morceaux sont gros, moins il y a de certitude de succès; il ne paraît pas que l'on puisse dépasser sans danger la grosseur d'un gigot de moyenne dimension. Et dans ces conditions, au moment des chaleurs, c'est-à-dire alors qu'un bon procédé rendrait des services réels, il est à peu près certain que la moitié, au moins, des opérations, ne réussira pas. Cela vient, selon nous, de ce que plus les morceaux sont volumineux, moins le gaz peut les pénétrer; et contrairement à l'assertion du mémoire descriptif, l'expérience prouve que la viande ne se conserve que si le gaz absorbé a pénétré dans toutes ses parties intérieures (1). Dans quelle proportion? nous l'ignorons. Nous nous bornons à constater le fait, et, ce qui prouve la vérité de cette assertion, c'est que si l'on coupe en plusieurs tranches un morceau bien conservé, il ne se gâte pas pour cela, quoique l'intérieur soit exposé à l'air, ce qui ne saurait avoir lieu si la préparation n'avait pour résultat que de recouvrir le morceau d'une *couche légère* de gaz, comme l'indique le mémoire descriptif.

Ce fait s'est renouvelé chaque jour aux yeux du public, pendant

---

(1) Lorsque le morceau à préparer est trop gros, plusieurs causes nous semblent devoir s'opposer à sa complète *pénétration* par le gaz. D'abord, la chaleur (qui s'élève un instant jusqu'à environ 100 degrés par la combustion de la mèche soufrée) a pour effet de déterminer aussitôt, à la surface de la viande, la formation d'un *coagulum*, qui doit être sinon un empêchement absolu, au moins un obstacle réel à l'infiltration du gaz.

La différence de densité entre le fluide intérieur de la viande et celle du gaz produit par la combustion de la mèche, nous semble devoir aussi exercer une certaine influence sur les résultats de la préparation.

Nous aurions bien d'autres motifs à invoquer à l'appui de notre opinion; mais, comme nous ne sommes pas compétent en pareilles matières, nous nous en abstiendrons, laissant aux savants le soin d'expliquer les phénomènes qui se produisent pendant l'opération.

les mois de juin à septembre dernier, au n° 2 de la rue des Halles-Centrales.

Tous les matins, on coupait une nouvelle tranche d'un morceau de filet placé dans la vitrine, afin de prouver que l'intérieur du morceau était en parfait état de conservation, malgré l'aspect hâlé de la viande qui a été soumise à l'action du gaz.

Quelle est la combinaison chimique ? quelle quantité de gaz est absorbée ? comment ce fait peut-il se produire ? Voilà ce que le mémoire descriptif ne dit pas, nous l'avons constaté : ce qu'il dit serait même en contradiction avec le résultat que nous signalons, qui renverse tout le système du procédé.

En effet, le mémoire descriptif prétend qu'à l'aide d'une couche d'enduit, de vernis ou de peinture quelconque, on peut retenir une *couche légère de gaz*, et empêcher toute communication avec l'air extérieur, qui serait une cause de désordre, un agent de décomposition, s'il parvenait à franchir la couche de gaz. On se serait donc bien gardé de couper en tranches un morceau de viande préparé de cette manière. Au point de vue du procédé, il aurait été perdu. N'est-il pas dès lors évident que si, en l'absence de toute règle fixe, le hasard a fait qu'un morceau de viande de faible dimension a été conservé, c'est que ce morceau a été pénétré par le gaz dans toutes ses parties, qu'il en a absorbé une quantité quelconque, quantité jusqu'ici indéterminée?

Ce fait ne nous paraît pas même avoir été soupçonné par MM. Garnier frères, Faucheux, Tison et Ce, puisque la base de leur préparation, d'après le mémoire descriptif, est toujours *la couche légère à la surface de la viande.*

Nous le répétons, le fait est ici en contradiction formelle avec le Mémoire descriptif. LA CONSERVATION, PRODUITE PAR LE GAZ, N'A LIEU QUE DANS LE CAS DE PÉNÉTRATION, ET NON PAR UNE ACTION SUPERFICIELLE DU GAZ.

Tous les faits produits dans les essais d'exploitation qui ont été tentés viennent à l'appui de cette assertion, ainsi qu'on l'a vu. Pour en finir avec le Mémoire descriptif, examinons ce que l'inventeur a entendu par l'*emploi combiné de l'acide sulfureux et de l'enduit* décrit dans le Mémoire.

La conservation à l'aide de *gélatines, enduits, vernis quelconques*, est depuis longtemps une question jugée : nous l'avons montré par les résultats obtenus, nous nous bornerons donc à renvoyer à la notice de M. Figuier (page 47).

D'un autre côté, l'emploi d'un enduit quelconque est un aveu implicite de l'insuffisance de la *couche légère de gaz*, insuffisance surabondamment démontrée, du reste, par l'abandon des brevets pris antérieurement pour le même objet.

En admettant l'efficacité de chacun de ces moyens de conservation, il est tout à fait superflu de les combiner, car il y en a certainement un qui est inutile.

Si l'enduit doit avoir pour effet d'isoler la viande du milieu atmosphérique et que cet isolement la préserve de la décomposition, le *gaz acide sulfureux* devient inutile, puisqu'il n'a d'action qu'à la superficie de la viande, et qu'il n'a pas la propriété d'empêcher le passage de l'air ; qu'au contraire, le contact de celui-ci a pour effet de l'*enlever*, de le *déplacer*, ainsi que le dit le Mémoire descriptif. (*Certificat d'addition*, page 39.)

Si, au contraire, l'enduit ne peut empêcher le passage de l'air, ce qui est démontré par tous les faits antérieurs, il devient lui-même inutile, puisqu'il ne peut préserver la viande du contact de l'air et conséquemment de la décomposition.

On voit à quoi se réduit la combinaison des deux moyens ; le brevet dit : *ils ne sont rien l'un sans l'autre;* nous pouvons dire avec beaucoup plus de raison QU'ILS NE SONT RIEN, MÊME L'UN AVEC L'AUTRE.

Notre opinion est fondée sur ce que le principal agent de la putréfaction c'est l'eau, qui entre pour environ les trois quarts dans la composition de la viande ; et nous croyons que, tant qu'un agent chimique n'a pas changé la nature de ce fluide, comme dans le cas cité, page 58, pour la préparation des petits morceaux, la conservation est impossible ; car, ainsi que le dit Orfila dans son cours de chimie, 2e volume, page 675 : *L'air atmosphérique n'est pas indispensable pour que la putréfaction se manifeste, puisqu'elle a lieu dans l'eau qui a bouilli ou dans l'intérieur de la terre.*

Nous faisons-nous illusion en pensant que M. Chevallier, s'il a pris la peine de nous suivre dans l'examen que nous venons de faire, est désormais convaincu de l'inanité du procédé Garnier frères, Tison, Faucheux et C°, et que si le principe conservateur est, comme nous le croyons avec lui, dans le gaz acide sulfureux, *tout est encore à faire pour obtenir une application industrielle de ce principe?*

CONCLUSION.

L'examen attentif des phénomènes qui se sont produits dans les expériences tentées jusqu'à ce jour, nous fait penser que la science ne peut tarder à résoudre le difficile problème de la conservation des viandes; et, sur ce point, nous partageons entièrement les idées exprimées par M. Chevallier dans les huit premiers paragraphes de l'extrait que nous avons cité.

Mais, en attendant, nous nions de la manière la plus formelle l'existence ou l'efficacité du procédé industriel Garnier frères, Faucheux, Tison et C°, et, si nos adversaires *veulent transporter la question du terrain de la discussion sur celui de l'expérimentation*,

NOUS SOMMES PRÊT!!!

PARIS. — IMPRIMERIE CENTRALE DE NAPOLÉON CHAIX ET Cie, RUE BERGÈRE, 20 — 1428

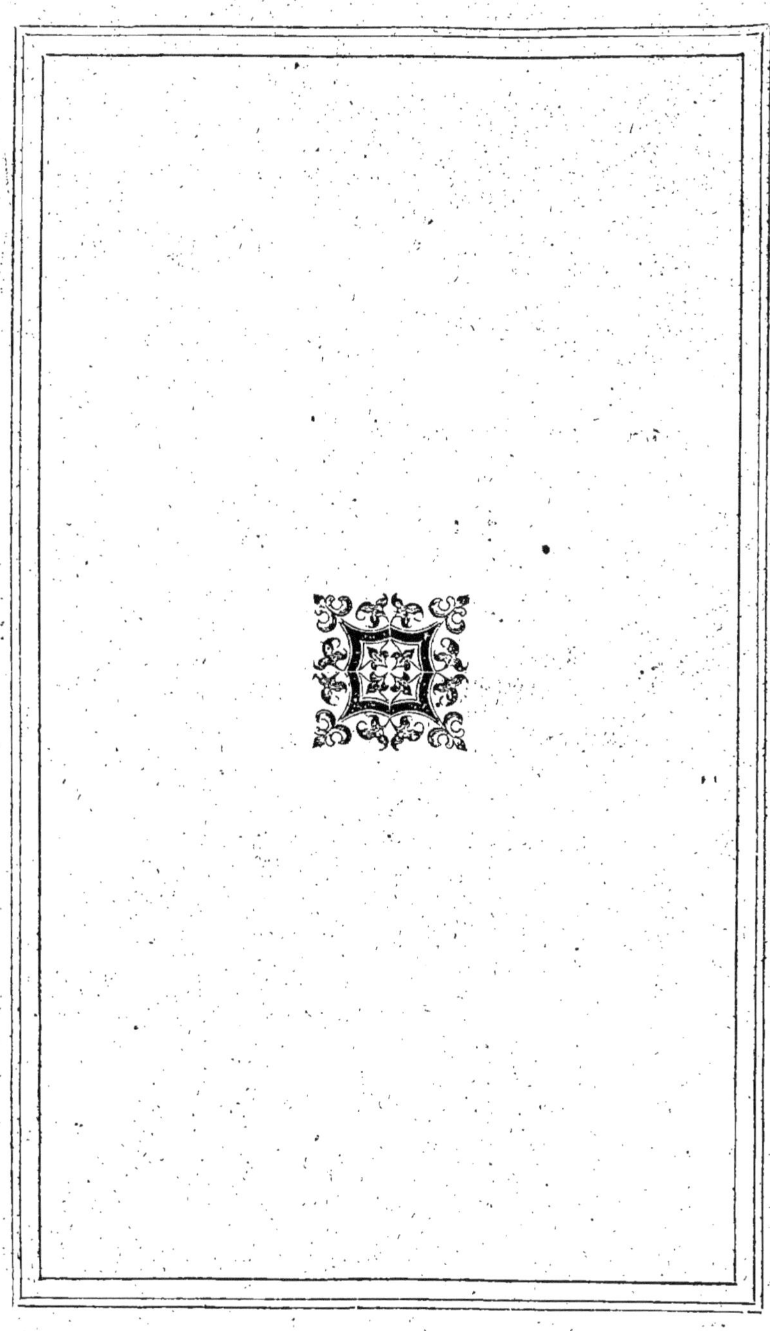

www.ingramcontent.com/pod-product-compliance
Ingram Content Group UK Ltd.
Pitfield, Milton Keynes, MK11 3LW, UK
UKHW020213200726
13856UKWH00004B/1355